LO MEJOR

DE

hábitos

VALERIA LOZANO

LO MEJOR DE hábitos

Las mejores imágenes de la página
que ha revolucionado tu salud

Grijalbo *vital*

Lo mejor de Hábitos

Las mejores imágenes de la página que ha revolucionado tu salud

Primera edición: julio, 2017

D. R. © 2017, Valeria Lozano Arias

D. R. © 2017, derechos de edición mundiales en lengua castellana:
Penguin Random House Grupo Editorial, S. A. de C. V.
Blvd. Miguel de Cervantes Saavedra núm. 301, 1er piso,
colonia Granada, delegación Miguel Hidalgo, C. P. 11520,
Ciudad de México

www.megustaleer.com.mx

© Mayra M. Luna, por las imágenes de interiores
Apoyo general: Artemisa Ramos
Penguin Random House Grupo Editorial apoya la protección del *copyright*.

ISBN: 978-607-315-347-8
Impreso en México – *Printed in Mexico*

El papel utilizado para la impresión de este libro ha sido fabricado a partir de madera procedente
de bosques y plantaciones gestionadas con los más altos estándares ambientales, garantizando
una explotación de los recursos sostenible con el medio ambiente y beneficiosa para las personas.

Penguin
Random House
Grupo Editorial

Índice

Introducción

Desde que comencé con Hábitos, la misión ha sido ayudar a las personas a mejorar su calidad de vida mediante recomendaciones sencillas y gráficas que informan sobre temas actualizados de salud. Habitos.mx ha sido una gran plataforma para compartir estos mensajes prácticos y visualmente atractivos a muchas personas. Las redes sociales, @habitosmx en Facebook y Twitter, también fueron nuestro principal medio para llegar a millones de personas. Y mi primer libro, *Cambia de hábitos*, se ha convertido en el perfecto acompañante para quienes han decidido tomar el control de su salud al incorporar pequeños cambios en su día a día, los cuales han tenido un impacto benéfico en su vida y la de los suyos.

Estoy demasiado contenta de haber recorrido este camino y, ahora, muy emocionada por compartir contigo en estas páginas, ¡y en papel!, todo el trabajo que se ha realizado durante años en el sitio web y en las redes sociales. Los diseños de estas recomendaciones divertidas, didácticas y concisas comenzaron como fotos de un pizarrón con anotaciones en colores y han evolucionado, junto conmigo y mi equipo, hasta llegar a las imágenes creativas que estás por ver.

Con este compendio gráfico ya podrás borrar de tu celular las recetas o quitar los recortes anticuados de tu refrigerador y disfrutar de todos los visuales tanto como nosotros disfrutamos hacerlos para que mejores tus hábitos y tu salud.

Valeria Lozano

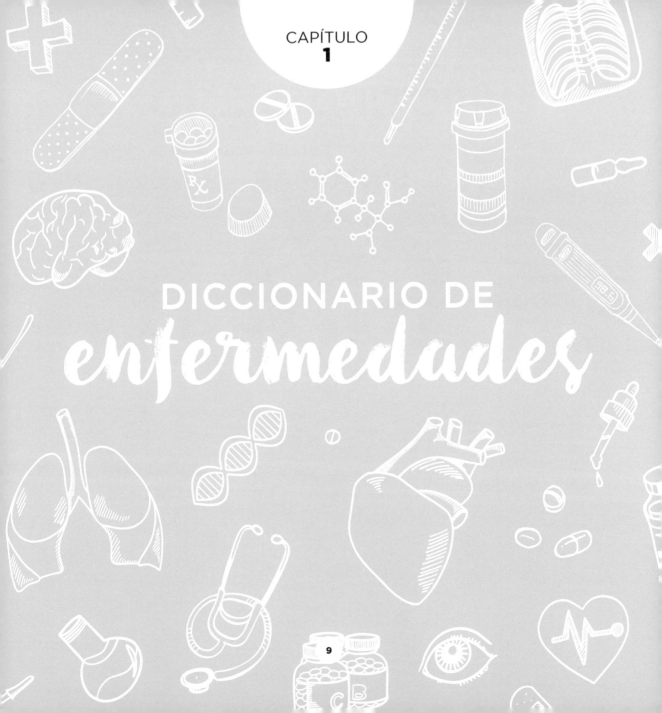

DICCIONARIO DE
enfermedades

¿HIPOTIROIDISMO?

SÍNTOMAS

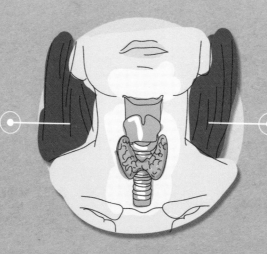

- Fatiga crónica
- Aumento de peso
- Frío constante
- Debilidad
- Estreñimiento

- Depresión
- Pérdida de cabello
- Piel amarilla, entre otros.

CONSUME:

ALGAS MARINAS (kelp y nori)   **NUECES DE BRASIL**   **FRUTAS Y VERDURAS** (frescas)   **GRANOS ENTEROS** (previo remojo)

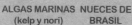

MAGNESIO   **AGUA** (mucha)   **EJERCICIO** (regular, para estimular el metabolismo)

EVITA:

TRIGO (por la gliadina)   **BRÓCOLI** (crudo)   **COL** (cruda)   **COL RIZADA** (cruda)

     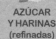

COLIFLOR (cruda)   **SOYA** (sin fermentar)   **SAL** (procesada)   **CAFEÍNA** (exceso)   **AZÚCAR Y HARINAS** (refinadas)

HIPERTIROIDISMO

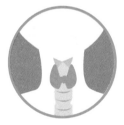

TIROIDES SANA

La glándula tiroides produce un exceso de hormona tiroidea.

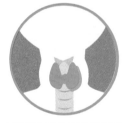

HIPERTIROIDISMO

EVITA

- Café
- Chocolates
- Sal procesada
- Lácteos
- Azúcar refinada
- Alimentos altamente procesados

SÍNTOMAS

- Pérdida de peso
- Ritmo cardiaco acelerado
- Insomnio
- Ansiedad
- Irritabilidad
- Bochornos
- Fatiga
- Diarrea

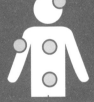

CAUSAS

- Estrés crónico
- Toxicidad
- Deficiencia de yodo

CONSUME

- Brócoli
- Avena
- Lechuga
- Col
- Col rizada
- Coliflor

TOMA UN TÉ

- Manzanilla
- Menta
- Limón

ARTRITIS REUMATOIDE

Es una condición crónica de inflamación.

CAUSAS

- Alergias alimentarias
- Deficiencia de vitaminas B y D, y zinc
- Estrés crónico
- Desórdenes digestivos
- Estreñimiento
- Toxicidad

SÍNTOMAS

- Dolor e inflamación de articulaciones (manos, pies, codos, cadera, rodillas y hombros)
- Fiebre
- Cansancio crónico
- Falta de apetito

COME

Fruta (moras, papaya, calabaza)

Hojas verdes

Apio y zanahoria

Col y aguacate

Linaza y avena

Jengibre

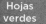
Salmón

Leguminosas

EVITA

Lácteos y cafeína

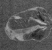
Carnes rojas

Soya y gluten

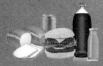
Alimentos y bebidas altamente procesados

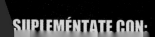

¿CANSANCIO CRÓNICO?

SÍNTOMAS:

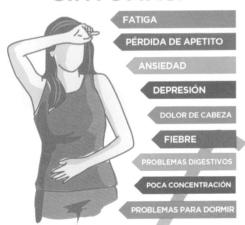

- FATIGA
- PÉRDIDA DE APETITO
- ANSIEDAD
- DEPRESIÓN
- DOLOR DE CABEZA
- FIEBRE
- PROBLEMAS DIGESTIVOS
- POCA CONCENTRACIÓN
- PROBLEMAS PARA DORMIR

CAUSAS:

- Sistema inmunológico debilitado
- Problemas con los niveles de glucosa
- Infecciones bacterianas
- Uso desmedido de antibióticos y medicamentos
- Funciones digestivas comprometidas
- Estrés crónico
- Nutrición deficiente y alta toxicidad

CONSUME ALIMENTOS NATURALES:

- Agua natural
- Jugos de verduras
- Frutas y verduras frescas
- Pescado 3 veces por semana
- Semillas (calabaza, girasol)
- Algas
- Avena

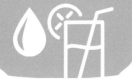

EVITA

- Alimentos refinados (azúcar, harinas, etc.)
- Alcohol y cafeína
- Alimentos altamente procesados
- Refrescos y bebidas endulzadas

Consejos:

Asegúrate de evacuar al menos una o dos veces al día.

ANEMIA

¿QUÉ ES?

Es una insuficiencia de glóbulos rojos o falta de hemoglobina en la sangre, lo que deriva en una reducción de oxígeno, provocando que la función celular sea deficiente.

¿CÓMO SABER QUE TIENES ANEMIA?

Con un examen de sangre

EVITA

- **Cafeína** (puede interferir con la absorción de hierro)

- **Alimentos altamente procesados**

- **Cerveza y dulces** (en general)

- **Refrescos**

- **Antiácidos y antibióticos**

SÍNTOMAS

- Piel amarilla
- Edemas
- Indigestión
- Lengua roja y áspera
- Moretones en la piel (diversas partes del cuerpo)
- Depresión
- Mareos

- Palpitaciones débiles
- Entumecimiento de pies
- Falta de energía y de apetito
- Estreñimiento
- Fatiga mental
- Reducción de fuerza muscular

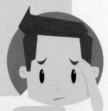

CONSUME

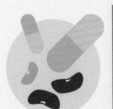

- Espirulina
- Levadura nutricional
- Algas marinas
- Amaranto
- Frijoles
- Lentejas

- Garbanzos
- Almendras
- Nueces de la India
- Nueces de Brasil
- Avellanas

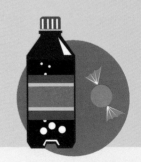

MEJORAN LA ABSORCIÓN DE HIERRO

Anís - Comino - Menta - Perejil - Berros - Tomillo - Canela - Té de ortiga - Té de diente de león

GASTRITIS

Inflamación o irritación de la mucosa estomacal por exceso de secreción ácida

Síntomas

- Ardor estomacal
- Inflamación y dolor abdominal
- Indigestión
- Hipo
- Náuseas
- Pérdída de apetito

⊗ Evita

- Cafeína
- Alimentos picantes o muy condimentados
- Alimentos fritos
- Alimentos procesados
- Refrescos
- Lácteos
- Grasas
- Chocolate

Causas

- Estrés
- Abuso de medicamentos antiinflamatorios
- Sobreproducción de jugos gástricos
- Reflujo biliar
- Bacteria *Helicobacter pylori*

CONSUME MÁS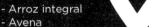

- Fibra
- Probióticos
- Manzana
- Plátano
- Pera
- Arroz integral
- Avena

El mejor remedio para disminuir los síntomas

- **Sábila,** agrégala a tus jugos y shots

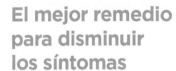

¿ESTREÑIMIENTO?

UNA ELIMINACIÓN INTESTINAL ÓPTIMA SUPONDRÍA EVACUAR APROXIMADAMENTE 2 VECES AL DÍA SIN ESFUERZO

¡Mínimo 8 vasos de agua natural al día!

CAUSAS

- Alto consumo de HARINAS REFINADAS
- Alimentación DEFICIENTE DE FIBRA
- FALTA DE EJERCICIO
- Tomar POCA AGUA natural
- Alta TOXICIDAD
- DESEQUILIBRIOS en la flora intestinal

EVITA

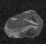
Carne roja

Grasas saturadas

Lácteos

Comidas muy picantes

Harina refinada

Té con cafeína

Café

Azúcar refinada

AUMENTA EL CONSUMO DE

Ciruelas pasas

Dátiles

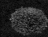
Linaza

Chía

Aceite de oliva

Avena

Semillas de cáñamo

Coliflor

Col

Coles de Bruselas

Licuados verdes

Hojas verdes

Manzana

Brócoli

Jugos de verduras

OTROS CONSEJOS

- Come despacio

- Toma tés herbales, como fenogreco y diente de león

- Consume sábila y espirulina

- Toma agua caliente durante el día y 2 vasos de agua al despertar

- Supleméntate con magnesio y enzimas digestivas

ELIMINA LA INFLAMACIÓN

El **proceso inflamatorio** es **natural** y nos **protege** de **agentes externos**, pero una **sobreestimulación** es **perjudicial**.

Una alimentación alcalinizante es antiinflamatoria

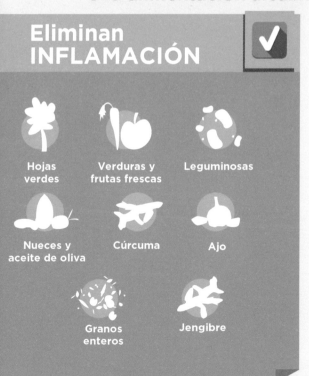

Eliminan INFLAMACIÓN ✔

- Hojas verdes
- Verduras y frutas frescas
- Leguminosas
- Nueces y aceite de oliva
- Cúrcuma
- Ajo
- Granos enteros
- Jengibre

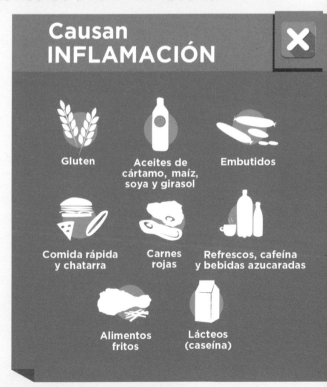

Causan INFLAMACIÓN ✘

- Gluten
- Aceites de cártamo, maíz, soya y girasol
- Embutidos
- Comida rápida y chatarra
- Carnes rojas
- Refrescos, cafeína y bebidas azucaradas
- Alimentos fritos
- Lácteos (caseína)

NO TE INFLAMES... COME SALUDABLE

Síndrome metabólico

Conjunto de SÍNTOMAS o factores en UNA MISMA PERSONA que incrementan el RIESGO DE PADECER:

Ataque cardiaco 💓
Derrame cerebral 🧠
Ovario poliquístico (mujeres)

Diabetes
Arteriosclerosis
Cáncer de próstata (hombres)

Síntomas y factores de riesgo:

- Obesidad
- Presión y triglicéridos altos
- Problemas de azúcar en la sangre
- Niveles de colesterol inestables

Causas:

- Alto consumo de azúcar
- Harinas refinadas
- Bebidas gaseosas
- Alcohol
- Falta de actividad física

Consume:

- Lentejas
- Hojas verdes
- Frijoles
- Nueces
- Arroz integral
- Avena
- Quinoa
- Amaranto
- Aguacate
- Ajo
- Semillas (cáñamo, chía, linaza, calabaza)

Evita:

Alcohol
Azúcar refinada
Harinas refinadas (pasteles, galletas, panes)
Chocolate
Café
Pastas
Arroz blanco
Papas
Camote
Sal procesada

Supleméntate:

 Omega-3

 Complejo B

 Magnesio

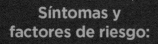
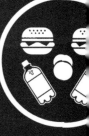

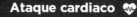

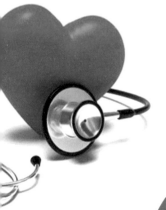

PRESIÓN ALTA
o hipertensión

 La hipertensión es la elevación crónica de la presión sanguínea en las arterias.

Causas

 Estrés

Deficiencia de nutrientes (magnesio, vitaminas B y C)

 Sobrepeso

 Colesterol malo elevado

 Problemas de riñón

Además del consumo de alimentos altamente procesados, harinas refinadas, cafeína, alcohol, grasas trans y azúcar.

Consume

 Ajo

 Cebolla

 Kiwi

 Plátano

 Frijoles y lentejas

 Hojas verdes

 Granos enteros

 Arroz integral y quinoa

 Semillas de cáñamo y linaza

 Zanahoria

 Apio

 Jengibre

Evita

 Sal procesada

 Alimentos procesados y fritos

 Lácteos

 Embutidos

 Harinas refinadas

 Alcohol y cafeína

Toma tés

- Cilantro
- Perejil
- Menta
- Manzanilla
- Diente de león
- Limón
- Jengibre

Suplementos

- Magnesio
- Omega-3
- Vitamina C
- Complejo B

Consejos

 Haz ejercicio moderado

Bájale al estrés

Medita

 Toma mucha agua natural

¿Cómo MEJORAR la salud de tus OJOS?

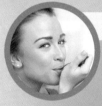

COME:

- 🥕 Zanahorias
- 🌿 Hojas verdes (col, acelgas, espinacas)
- 🍊 Naranja
- 🫘 Frijoles
- 🌰 Almendras

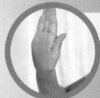

EVITA:

- Exceso de azúcar
- Tabaco
- Alimentos procesados

REDUCE:

- 📺 El tiempo frente
- 📱 a pantallas (televisión, celular, videojuegos)
- ☀ Luz directa del sol

AUMENTA:

- 💤 Sueño reparador
- 🏃 Ejercicio

¡Hábitos saludables = cuerpo saludable!

¿TIENES DEFICIENCIA DE HIERRO?

EVITA ✖

- ☕ Tés y cafeína
- 🚫 Gluten
- Alimentos altamente procesados
- Refrescos

SÍNTOMAS

- Fatiga
- Dolor muscular
- Mareos y falta de aliento
- Apatía
- Poca fuerza muscular
- Indigestión y estreñimiento
- Falta de concentración
- Pérdida de apetito
- Resfríados frecuentes
- Palidez
- Uñas y cabello débiles y quebradizos

CONSUME ✔

- Frijoles
- Lentejas
- Amaranto
- Nueces y almendras
- Algas (espirulina, kelp, etc.)
- Higos, duraznos y dátiles
- Col rizada
- Berros
- Moringa
- Shot de jengibre
- Jugos de verduras

¿TIENES PROBLEMAS HORMONALES?
Te compartimos consejos naturales

Elimina el consumo de alimentos altamente procesados

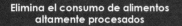

La mayoría contienen aditivos dañinos para tus hormonas.

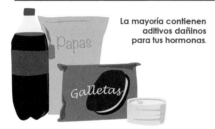

Aumenta el consumo de frutas y verduras

Idealmente con jugos de verduras.

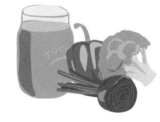

Practica actividad física regular NO exhaustiva

Estamos diseñados para movernos, pero no exageres.

Limita o elimina el consumo de cafeína

Eleva los niveles de estrés y en consecuencia los de cortisol y adrenalina, que desequilibran tus otras hormonas.

Descansa y ten un sueño reparador

Es básico para equilibrar las hormonas. Duerme de 7 a 8 horas diarias.

Sustituye el plástico por vidrio en tu casa

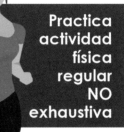

La mayoría de los envases, botellas y recipientes de plástico contienen BPA, conocido por ser un disruptor hormonal.

Utiliza suplementos de calidad

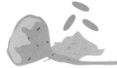

Omega-3
Maca
Vitamina D
Magnesio

Medita y relájate, todos lo necesitamos

¿ÚLCERAS?

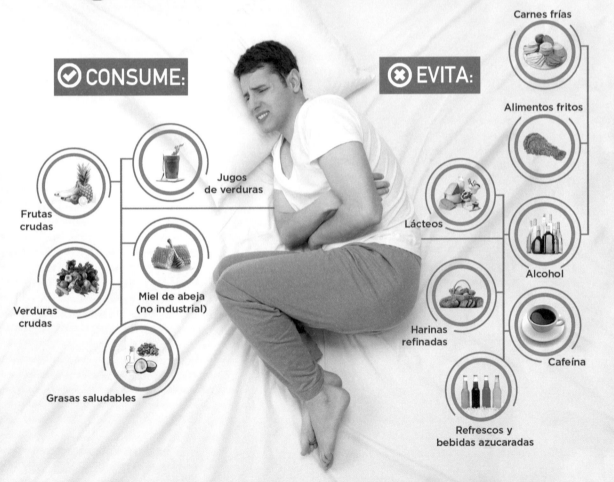

CONSUME:

Frutas crudas

Jugos de verduras

Verduras crudas

Miel de abeja (no industrial)

Grasas saludables

EVITA:

Carnes frías

Alimentos fritos

Lácteos

Alcohol

Harinas refinadas

Cafeína

Refrescos y bebidas azucaradas

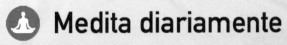

Medita diariamente

MIGRAÑA

Los síntomas son **severo dolor de cabeza precedido o acompañado de sensibilidad a la luz, visión borrosa, náuseas y vómito.** Los episodios de dolor en ocasiones pueden durar varios días, provocando debilidad física y mental.

CAUSAS

Estrés
Problemas del hígado
Intolerancias alimentarias
Falta de sueño
Humo

Estreñimiento
Toxicidad
Medicamentos
Deshidratación

Luces brillantes
Cansancio
Problemas de glucosa
Desorden hormonal femenino

CONSUME

- Té de ortiga y manzanilla juntos
- Mucha agua
- Hojas verdes
- Aguacate
- Algas marinas
- Semillas de linaza y cáñamo
- Granos enteros
- Jengibre
- Germinados
- Arroz integral
- Quinoa

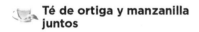

EVITA

- Vino
- Café
- Embutidos
- Chocolate
- Lácteos
- Sal procesada
- Alimentos altamente procesados

+ SUPLEMÉNTATE

OMEGA-3

COMPLEJO B

¿CÓMO BAJAR EL COLESTEROL Y LOS TRIGLICÉRIDOS DE MANERA NATURAL?

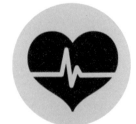

Evita o reduce el consumo de...

Néctar de miel de agave
(alto contenido de fructosa)

El peor: jarabe de maíz de alta fructosa
(refrescos y productos altamente procesados)

Exceso de frutas
(no más de 6 piezas de fruta al día)

Fumar o tomar alcohol

Jugos de fruta
(natural o comercial)

Granos y azúcares
(siempre elige granos enteros)

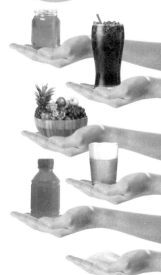

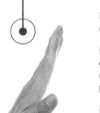

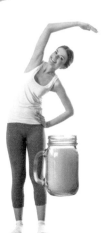

Aumenta y practica...

Ejercicio regularmente

Consumo de alimentos crudos
(jugos de verduras y ensaladas)

Elige grasas saludables

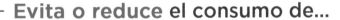

  Aceite de oliva
de primera extracción en frío

  Aceite de coco
y leche de coco

  Frutos secos y semillas
(previo remojo)

  Aguacate

Toma mucha agua natural

5 Alimentos contra el CÁNCER DE MAMA

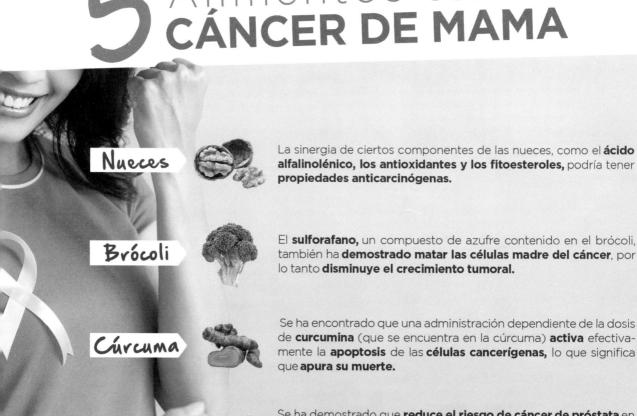

Nueces

La sinergia de ciertos componentes de las nueces, como el **ácido alfalinolénico, los antioxidantes y los fitoesteroles,** podría tener **propiedades anticarcinógenas.**

Brócoli

El **sulforafano,** un compuesto de azufre contenido en el brócoli, también ha **demostrado matar las células madre del cáncer,** por lo tanto **disminuye el crecimiento tumoral.**

Cúrcuma

Se ha encontrado que una administración dependiente de la dosis de **curcumina** (que se encuentra en la cúrcuma) **activa** efectivamente la **apoptosis** de las **células cancerígenas,** lo que significa que **apura su muerte.**

Ajo

Se ha demostrado que **reduce el riesgo de cáncer de próstata** en **50%** y **disminuye** significativamente el **riesgo** de contraer **cáncer de estómago, de esófago, de mama y de colon.**

Jitomate

Dietas altas en selenio, calcio y alimentos ricos en licopeno (como el jitomate), un **antioxidante** que **lucha contra las toxinas** que causan **daño celular** y en el ADN, demostraron un mayor beneficio, con una **disminución del riesgo de hasta 18%.**

ALIMENTOS QUE LIMPIAN
EL COLON

1. Linaza
2. Aloe vera
3. Menta
4. Espirulina

5. **Pasto de trigo** (Wheatgrass)
6. Todas las frutas
7. Chía

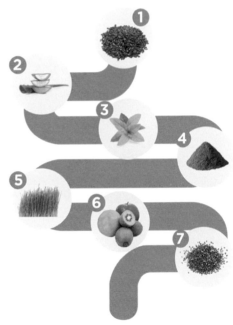

ALIMENTOS QUE REDUCEN EL
colesterol

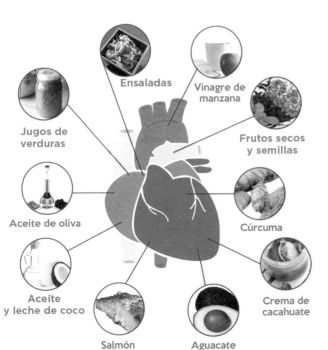

Ensaladas

Vinagre de manzana

Jugos de verduras

Frutos secos y semillas

Aceite de oliva

Cúrcuma

Aceite y leche de coco

Crema de cacahuate

Salmón

Aguacate

¡NO TE ESTRESES!

CUANDO TE ESTRESAS

- Liberas hormonas de estrés (cortisol)
- Aumenta tu ritmo cardiaco
- Tu flujo sanguíneo aumenta y tu presión arterial se dispara
- Tu sistema inmunológico se suprime temporalmente
- Tu respuesta inflamatoria interna se sale de control (inflamación crónica)
- Te desequilibras hormonalmente
- Aumentan tu colesterol y tus niveles de glucosa
- Almacenas grasa

⚡BÁJALE AL ESTRÉS⚡

 Medita diariamente

Elimina la cafeína y el alcohol

 Come más frutas y verduras, y toma agua natural

 Reduce los alimentos altamente procesados (que agravan los síntomas)

 Reexamina los detonantes (trabajo, relaciones, etc.)

¡EN LA VIDA TODO TIENE SOLUCIÓN!

REMEDIOS NATURALES PARA LA
ANSIEDAD

Supleméntate con DHA, magnesio y cúrcuma

Rodéate de personas positivas

Toma jugos de verduras
Betabel, zanahoria y hojas verdes

Consume leguminosas

Consume semillas
Girasol, almendras, avellanas o ajonjolí

Come frutas

Medita diariamente

Practica ejercicio regularmente

Date un baño con agua caliente

Toma tés relajantes
Valeriana o tila

Busca homeopatía de apoyo

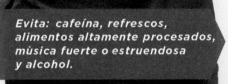

Evita: cafeína, refrescos, alimentos altamente procesados, música fuerte o estruendosa y alcohol.

LOS MEJORES
ANTIDEPRESIVOS
naturales

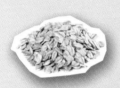

Avena

**Miel
de abeja**

Almendras

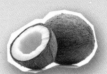

Coco

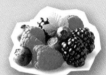

Frutos rojos

Cacao

Nueces

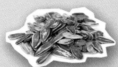

Semillas
(girasol y calabaza)

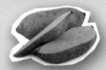

Camote

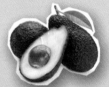

Aguacate

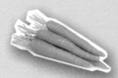

Zanahoria

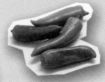

Chile

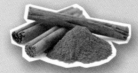

Canela

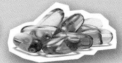

**Magnesio
y omega-3**

Combate y ayuda a prevenir la
ANEMIAcon:

Betabel

Berros

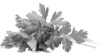

Perejil

Brócoli

Higos

Espinacas

Moringa

Uvas

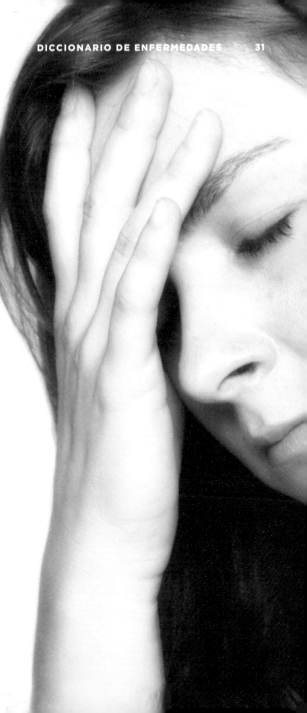

LO QUE TE **AYUDA**
a **prevenir** y tratar
LA DIABETES

Ensaladas con
hojas verdes
y col rizada

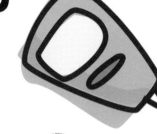

Chía

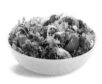

Cúrcuma

Canela

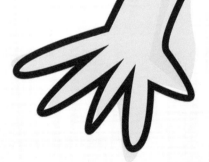

Aguacate

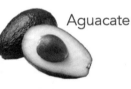

Jugo de
verduras

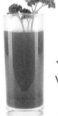

Adiós a los alimentos
y las bebidas
procesados

A CUIDAR NUESTRO HÍGADO CON:

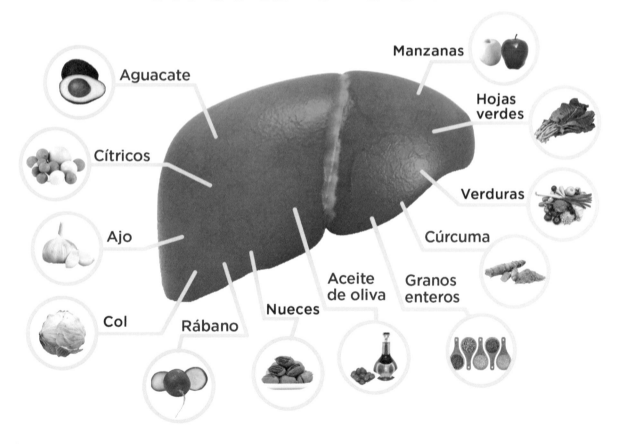

Manzanas

Aguacate

Hojas verdes

Cítricos

Verduras

Ajo

Cúrcuma

Aceite de oliva

Granos enteros

Nueces

Col

Rábano

Nuestra salud depende de la capacidad que tengamos de eliminar los desechos perjudiciales para nuestro organismo, ya sean de origen interno o externo.

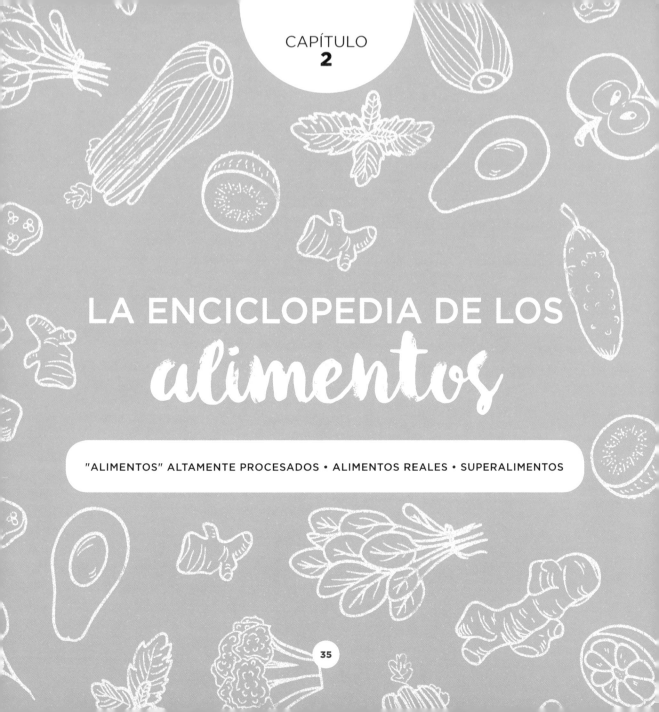

LA ENCICLOPEDIA DE LOS *alimentos*

"ALIMENTOS" ALTAMENTE PROCESADOS • ALIMENTOS REALES • SUPERALIMENTOS

"ALIMENTOS"
altamente procesados

¿CREES QUE NO CONSUMES
MUCHA SAL
PORQUE NO ESTÁ EN TU MESA?

Te cuento que sí está en grandes cantidades en:

Papas fritas en bolsa · **Palomitas (cine y microondas)** · **Quesos** · **Salsas comerciales** · **Refrescos y bebidas azucaradas**

 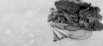

Sazonadores · **Alimentos enlatados y en escabeche** · **Embutidos (todos)** · **Platillos preparados y congelados**

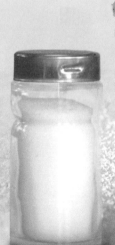

Salsa de soya · **Carne y pollo marinados industrialmente** · **Sopas instantáneas** · **Galletas y panes industriales**

De acuerdo con la Organización Mundial de la Salud, consumir **MÁS DE 5 GRAMOS DE SAL POR DÍA PUEDE DAÑAR:**

 CEREBRO (accidente cerebrovascular)

 CORAZÓN (hipertensión)

 ESTÓMAGO (cáncer)

 RIÑONES (cálculos)

SUSTITUYE LA SAL DE MESA POR SAL DE MAR Y EVITA LOS ALIMENTOS Y LAS BEBIDAS INDUSTRIALES

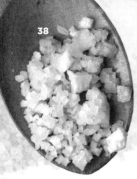

SAL DE MAR

VS

SAL PROCESADA

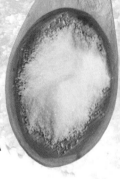

SAL DE MAR

- Se obtiene mediante procesos naturales
- Ayuda en la absorción de los alimentos
- Previene calambres musculares y osteoporosis
- Apoya la eliminación de acidez a través de la orina
- Ayuda a mantener la tonicidad de la piel y la fuerza muscular
- Regula las funciones del sueño
- Es vital para la comunicación y el procesamiento de información en las células
- Apoya nuestra estructura ósea
- Contiene minerales necesarios para la salud
- Se necesita menos cantidad para salar
- Es ideal consumirla en cantidades moderadas

SAL PROCESADA

- En su mayoría es cloruro de sodio
- Se procesa a altas temperaturas
- Las sales de yodo se eliminan durante el proceso industrial
- Se le agregan compuestos químicos para blanquearla y mantenerla seca
- Está presente en la mayoría de los alimentos envasados y empacados
- Pierde sus micronutrientes por el proceso industrial
- Se usa más cantidad para salar
- Sus propiedades han sido removidas mediante un proceso industrial
- Es innecesaria para nuestro organismo

YA SABES CUÁL ES MEJOR

Lo que no sabes de la soya

1

Los orientales no consumen tanta soya como dicen por ahí. De hecho, la consumen más como condimento y jamás como reemplazo de la proteína animal.

2

Las famosas isoflavonas (estrógenos contenidos en la soya) no son nada benéficos para tu sistema hormonal, contrario a lo que se dice.

3

La soya, como cualquier leguminosa, NO es una fuente de proteína completa. También le faltan aminoácidos, así que no es confiable como única fuente de sustitución.

4

Los beneficios de la soya se obtienen de la que es orgánica y fermentada. De no ser así, lo ideal es no consumirla. Si no es orgánica, seguro es transgénica.

5

Las fórmulas para bebés a base de soya tampoco son una buena opción, ya que contienen ácido fítico y fitoestrógenos.

6

La proteína aislada de soya, la soya texturizada y el tofu tampoco son buenas opciones por todo lo anterior.

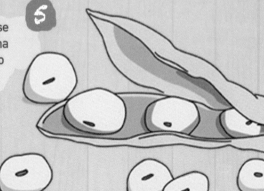

CÓMO HEMOS
CAMBIADO EN UNOS AÑOS

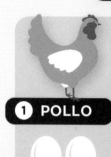

1 POLLO

ANTES
- Alimentados de forma natural (pastoreo con una pequeña proporción de grano entero)
- Criados de forma libre (corrales donde podían caminar, moverse y tomar el sol)
- El periodo de crecimiento era orgánico
- Producían aproximadamente 100 huevos al año

AHORA
- Alimentados con sorgo, trigo y maíz (a veces de grano genéticamente modificado)
- Tratados con antibióticos para combatir las enfermedades provocadas por el poco movimiento e higiene en las jaulas
- Estimulan su crecimiento con hormonas para lograr sacrificarlos tan sólo a una semana de nacidos
- Producen casi 400 huevos al año

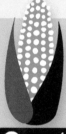

2 MAÍZ

ANTES
- Se usaba maíz nixtamalizado (granos molidos con agua y cal) para la elaboración de tortillas

AHORA
- Uso de harinas refinadas para elaborar tortillas (con la refinación se pierden propiedades nutrimentales)
- Uso de conservadores
- Uso de colorantes

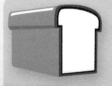

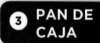

3 PAN DE CAJA

ANTES
- Harina de grano entero o 100% integral
- Grano molido en piedra
- Sin aditivos
- Con tiempo de vida corto

AHORA
- Harina refinada
- Adicionado con salvado de trigo
- Endulzantes químicos, azúcares refinados, jarabe de maíz, colorantes y conservadores
- Tiempo de vida demasiado largo para ser considerado comida

ANTES TODA LA COMIDA ERA ORGÁNICA

¿Por qué **EVITAR** la
MARGARINA?

1 Por su **alto contenido de grasas trans** provenientes de grasas parcialmente hidrogenadas

2 LAS GRASAS **TRANS** CONTRIBUYEN A:
- **Problemas del corazón**
- **Cáncer**
- **Problemas de densidad ósea**
- **Desequilibrios hormonales**
- **Problemas de la piel**
- **Infertilidad**

3 El gobierno de Estados Unidos determinó que las **grasas trans** hechas por el hombre **no son seguras para su consumo.**

4 Contienen radicales libres que **conllevan diversos problemas de salud.**

5 Contienen **conservadores como el BHT,** sumamente dañino para la salud.

6 La margarina se **extrae con hexano** y solventes, y contiene **saborizantes artificiales,** blanqueadores y proteína de soya aislada.

La Escuela de Salud Pública de Harvard postula que la margarina es dañina para la salud.

MEJOR OPCIÓN:
Mantequilla clarificada
o ghee

Harina...

¿Refinada o no refinada?

No refinada o de grano entero contiene:	**Refinada** contiene:

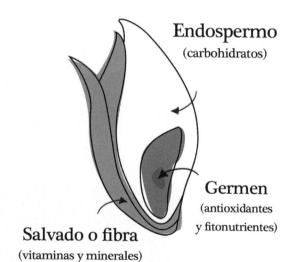

Endospermo
(carbohidratos)

Germen
(antioxidantes
y fitonutrientes)

Salvado o fibra
(vitaminas y minerales)

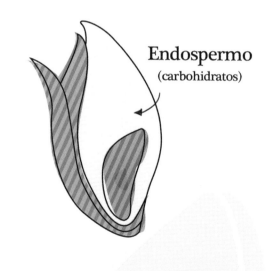

Endospermo
(carbohidratos)

La harina
de grano entero
no está adicionada

La harina refinada
**se metaboliza igual
que el azúcar**

El empaque y la publicidad siempre DIRÁN LO QUE QUIERES ESCUCHAR

LIGHT

EXTRA FIBRA

LIGHT

Pan Integral

Extra fibra

HARINA INTEGRAL

LIBRE DE GLUTEN

Harina integral

SIN GRASA
SIN AZÚCAR

SIN GRASA
SIN AZÚCAR

0 CALORÍAS

LIBRE DE GLUTEN

600gr

RECUERDA QUE LO IMPORTANTE SON LOS INGREDIENTES,

NO LA PUBLICIDAD

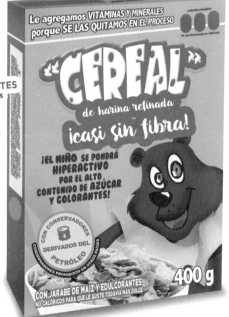

Con más de 30 INGREDIENTES que no puedes pronunciar

Le agregamos VITAMINAS Y MINERALES porque SE LAS QUITAMOS EN EL PROCESO

CEREAL
de harina refinada
¡casi sin fibra!

¡EL NIÑO SE PONDRÁ HIPERACTIVO POR EL ALTO CONTENIDO DE AZÚCAR Y COLORANTES!

CON CONSERVADORES
CONSERVADORES PROHIBIDOS EN OTROS PAÍSES
DERIVADOS DEL PETRÓLEO

400 g

CON JARABE DE MAÍZ Y EDULCORANTES
NO CALÓRICOS PARA QUE LE GUSTE TODAVÍA MÁS DULCE

SI REALMENTE EL EMPAQUE DESCRIBIERA DE LO QUE ESTÁ HECHO EL PRODUCTO

Azúcar

El azúcar ya se considera **una droga** por la adicción, los daños y el síndrome de abstinencia que provoca.

Cerca de 90% de los productos que ves en el supermercado no existía hace 100 años.

Actualmente se consumen en promedio **más de 22 cucharadas al día**

El azúcar se esconde en la mayoría de los productos altamente procesados.

El azúcar no tiene ingesta diaria recomendada, sino un máximo tolerado:

Hombres
7 cucharadas al día

Mujeres
5 cucharadas al día

Niños
3 o 4 cucharadas al día

Al día de hoy, un niño de 8 años ya comió el azúcar que consumió su abuelo en toda su vida.

Otros azúcares:
- Sacarosa
- Glucosa
- Fructosa
- Dextrosa
- Jarabe de caña
- Jarabe de fructosa
- Jarabe de maple
- Jarabe de maíz
- Néctar de agave
- Jugo de frutas
- Azúcar morena

Daños que provoca el azúcar:
- Obesidad
- Diabetes
- Cáncer
- Problemas dérmicos
- Hipertensión
- Problemas cardiovasculares
- Problemas dentales

Fuentes principales de consumo de azúcar:

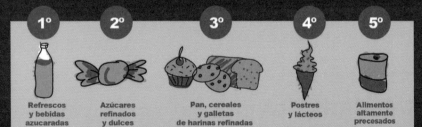

1° Refrescos y bebidas azucaradas

2° Azúcares refinados y dulces

3° Pan, cereales y galletas de harinas refinadas

4° Postres y lácteos

5° Alimentos altamente precesados

¿Qué hacer?

 Eliminar alimentos altamente procesados

 Cocinar en casa

 Comer naturalmente: frutas + verduras + granos enteros

 Usar endulzantes naturales con medida

Lo que pasa en TU CUERPO al
DEJAR EL REFRESCO
DURANTE 2 SEMANAS

Mejora tu aliento: realmente, tomar refresco cambia tu olor en general

Mejora tu estado de ánimo: adiós colorante terrible y exceso de azúcar que te dan subidas y bajadas repentinas

Te deshinchas: porque dejaste todo ese mundo de sodio contenido en el agua negra

Pierdes peso: obvio, ya que dejaste tanto azúcar que se convierte en grasa

Mitigas los antojos por lo dulce: ya que eliminas muchas cucharadas de azúcar diluidas

Adiós a la gastritis y al reflujo: derivados del exceso de cafeína y azúcar contenidos en ese veneno líquido

Menos apetito: porque hay menos edulcorantes artificiales que engañan a tus antojos y tu apetito

Mejora tu piel: te intoxicas menos y ya no te deshidratas constantemente

Mejoran tu SONRISA y tu sistema óseo en general

Reduces el riesgo de tener enfermedades derivadas del consumo excesivo de azúcar

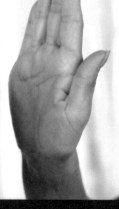
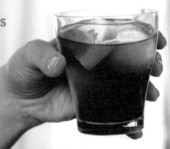

No porque sepa dulce deja de ser veneno... ¿o sí?

Sería de locos que por un ratito de sabor artificial cambiaras todo lo anterior.

9 Alimentos NO recomendados

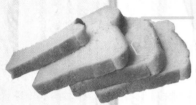

1 Harinas refinadas

- Refinado significa grano despojado de lo nutritivo
- No lo podemos digerir
- Se almacena como grasa

2 Comidas congeladas comerciales

- Conservadores
- Sal procesada
- Aceites hidrogenados
- Fuertemente precocidas
- Nada de nutrientes
- Alimento muerto

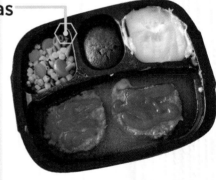

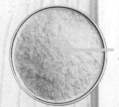

3 Arroz blanco

- Grano despojado de nutrientes y fibra
- Se almacena como grasa

4 Productos cárnicos curados con nitratos (embutidos, tocino, etc.)

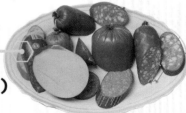

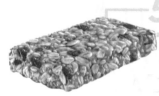

5 Barras energéticas

La mayoría contiene
proteína de soya, azúcar
refinada, grasas hidrogenadas
y otros aditivos nocivos

6 Palomitas de maíz para microondas

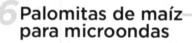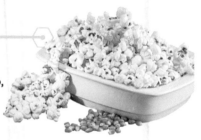

- Maíz genéticamente modificado,
  sal procesada, conservadores
  químicos, nada natural

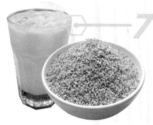

7 Leche de soya y sustitutos de carne a base de soya

- La soya debe ser orgánica
- Idealmente fermentada

8 Margarina

- Escondida en todo tipo de
  alimentos procesados

9 Cualquier cosa "de dieta" (edulcorantes)

- Light, Fat free, Sugar free =
  ingredientes tóxicos nocivos

GLUTAMATO MONOSÓDICO
MSG/GMS

Uno de los peores aditivos alimentarios

Se encuentra en la mayoría de los alimentos procesados, desde una salchicha hasta aderezos comerciales y galletas, incluso en fórmulas infantiles y alimentos para bebés.

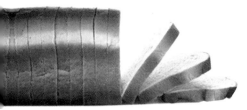

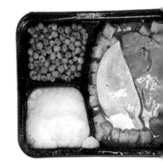

Causan lentos y silenciosos daños a tu salud, como:

1. Obesidad
2. Somnolencia
3. Dolor de cabeza
4. Depresión
5. Daño en los ojos
6. Debilidad
7. Palpitaciones
8. Taquicardia
9. Dolor de pecho

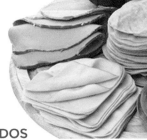

EVITA LOS ALIMENTOS ALTAMENTE PROCESADOS
CONSUME MÁS ALIMENTOS NATURALES
(VERDURAS, FRUTAS, GRANOS ENTEROS, SEMILLAS Y AGUA NATURAL)

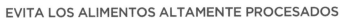

Desayunos que debemos
evitar

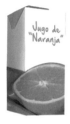

**Jugos de frutas
industriales**

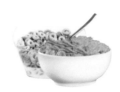

**Cereales
de caja**

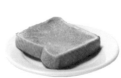

**Pan de caja
con margarina**

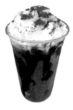

Café helado

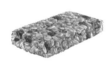

**Barras "energéticas"
comerciales**

Embutidos

**Yogurt altamente
procesado**

Mejor desayuna ligero
y saludable

ALIMENTOS
reales

¿Sabías que LA **ALCACHOFA** ES...?

Una de las fuentes vegetales más ricas en:

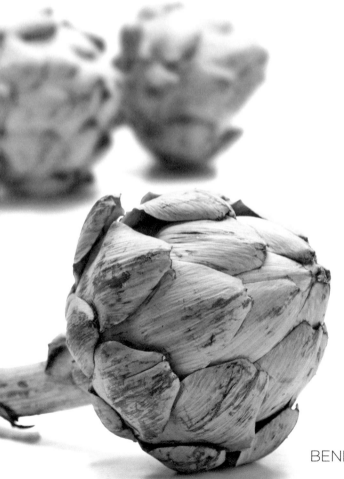

✔ **Folatos**
(ácido fólico natural)

✔ **Antioxidantes**

✔ **Hierro**

✔ **Calcio**

¡Mejora el funcionamiento del hígado!

LA VERDADERA FARMACIA ESTÁ EN TUS ALIMENTOS...

BENEFICIOS SIN EFECTOS SECUNDARIOS

Champiñones

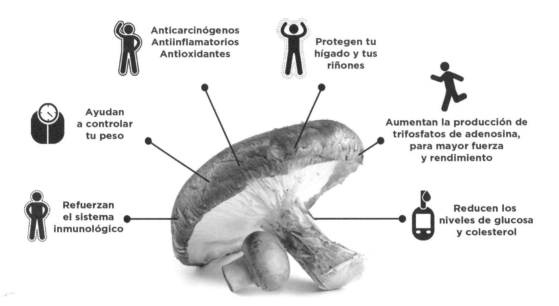

**Anticarcinógenos
Antiinflamatorios
Antioxidantes**

**Protegen tu
hígado y tus
riñones**

**Ayudan
a controlar
tu peso**

**Aumentan la producción de
trifosfatos de adenosina,
para mayor fuerza
y rendimiento**

**Refuerzan
el sistema
inmunológico**

**Reducen los
niveles de glucosa
y colesterol**

¿Sabías que
LOS DÁTILES
son endulzantes naturales que
fortalecen tus huesos y te protegen
de muchas enfermedades?

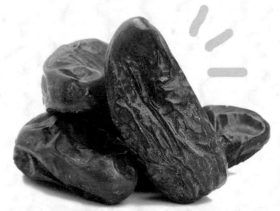

BENEFICIOS DE LA

yaca

 Alto contenido de fibra

 Contiene vitamina C

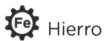 Hierro

 Elimina los líquidos retenidos

 Mejora las funciones cerebrales

 Ayuda a la construcción de huesos y cartílagos

Beneficios de la
pimienta cayena

Regula los niveles de azúcar en la sangre

Tiene propiedades termogénicas
(Promueve la quema de grasa)

Refuerza el sistema inmunológico

Reduce gases e inflamación

Elimina la congestión nasal

Tiene propiedades analgésicas

Reduce los niveles de colesterol malo

Promueve la salud cardiovascular

Promueve la digestión

Receta de guarnición:

Calienta aceite de coco en una sartén e integra durante unos minutos el camote picado en cubos con pimienta cayena y sal de mar.

Beneficios del

aguacate

*Excelente para papillas de bebé, licuados y colaciones

Contiene vitaminas A, C, E, H y K

Es fuente de proteína

Contiene ácido fólico

Promueve la liberación de serotonina

Contiene aminoácidos esenciales

Regula el sueño

Mejora los problemas de la piel

Combate el colesterol

Contiene complejo B

¿Sabías que...?

Si no hubiera otra fuente de alimento, podríamos vivir solamente de aguacate, pues contiene todos los nutrientes que necesitamos.

Beneficios de la
albahaca

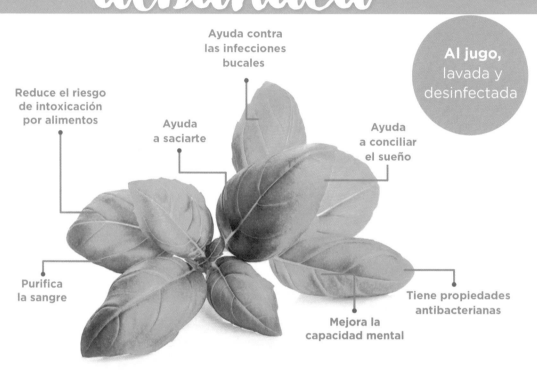

**Ayuda contra
las infecciones
bucales**

Al jugo,
lavada y
desinfectada

**Reduce el riesgo
de intoxicación
por alimentos**

**Ayuda
a saciarte**

**Ayuda
a conciliar
el sueño**

**Purifica
la sangre**

**Tiene propiedades
antibacterianas**

**Mejora la
capacidad mental**

Consejo para incluirla en tu jugo: Siempre mete la albahaca al extractor
antes de un ingrediente que suelte mucho jugo
(pepino, pera, etc.)

Inclúyela en:
licuados, jugos, sopas y salsa
de tomate casera.

Beneficios del
tomate verde

Elimina
toxinas

Es rico en
antioxidantes

*Se agrega
entero a
los jugos de
verduras

Es hidratante

Es fuente de calcio,
fósforo, hierro
y sales minerales

Ayuda a la
formación de
células sanguíneas

Tiene un alto contenido
de vitamina C

Es alcalinizante

Receta de jugo:

1 taza de acelgas + 3 tomates verdes
+ 1 taza de piña + 1 zanahoria + 1 limón + 1 pepino
(al extractor)

Beneficios del
amaranto

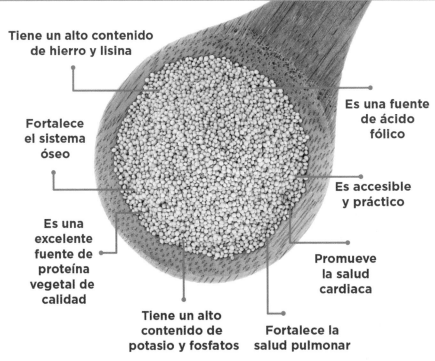

Tiene un alto contenido
de hierro y lisina

Es una fuente
de ácido
fólico

Fortalece
el sistema
óseo

Es accesible
y práctico

Es una
excelente
fuente de
proteína
vegetal de
calidad

Promueve
la salud
cardiaca

Tiene un alto
contenido de
potasio y fosfatos

Fortalece la
salud pulmonar

Granola de amaranto:

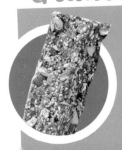

Amaranto inflado + chía + almendras picadas + nueces picadas
+ coco deshidratado + pasas + dátiles picados + semillas de girasol
+ arándanos. Revuelve todos los ingredientes. Mezcla 3 cucharadas
de ghee + 3 cucharadas de miel de abeja (o maple) a fuego bajo e integra.
Agrega la mezcla a los ingredientes secos e integra todo. Hornea
a 250 °C durante 45 minutos o hasta que se tueste.

Beneficios de la
mora azul

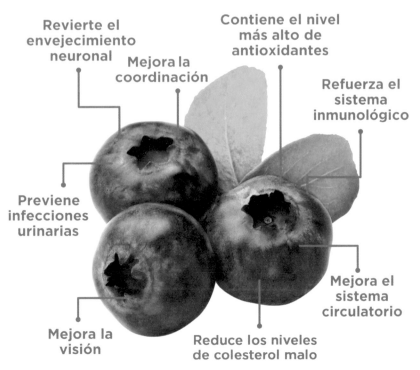

Revierte el envejecimiento neuronal

Mejora la coordinación

Contiene el nivel más alto de antioxidantes

Refuerza el sistema inmunológico

Previene infecciones urinarias

Mejora la visión

Reduce los niveles de colesterol malo

Mejora el sistema circulatorio

Licuado:

1 taza de moras azules congeladas + 1 taza de leche de coco + 1 cucharadita de miel de abeja + 1 cucharada de chía + 1 puñado de lechuga

Beneficios de la *col* (verde y morada)

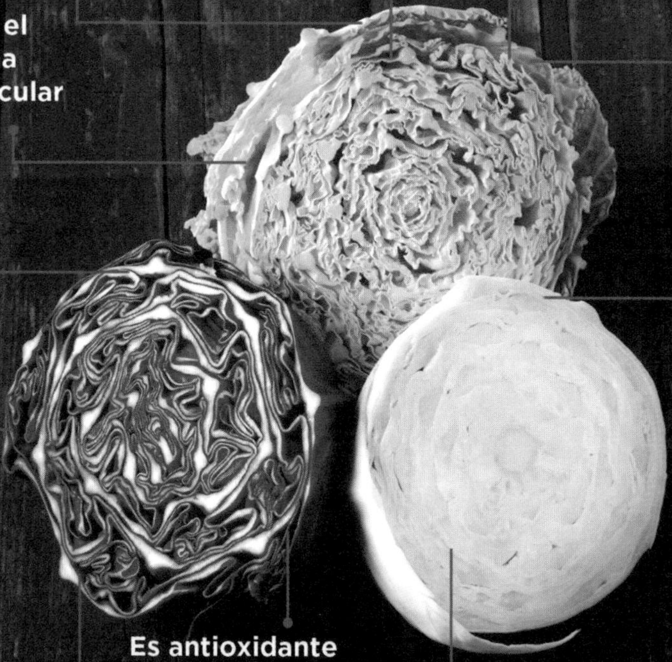

Desintoxica
la sangre

Reduce el
colesterol y
el ácido úrico

Es una fuente
abundante
de fibra

Mejora el
sistema
cardiovascular

Desarrolla los
músculos

Brinda
energía

Contiene
vitaminas
A, C y E

Relaja el
sistema
nervioso

Alivia
úlceras
estomacales

Es antioxidante
y antiinflamatoria

Favorece el
tracto intestinal y el
sistema digestivo

*Al jugo,
lavada y
desinfectada

Beneficios de los
espárragos

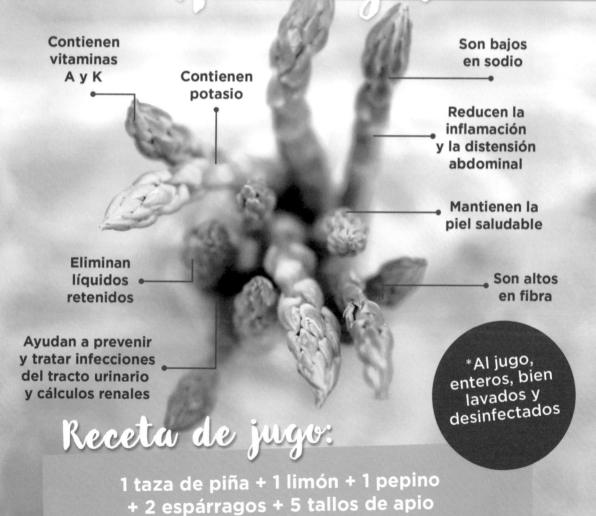

Contienen
vitaminas
A y K

Contienen
potasio

Son bajos
en sodio

Reducen la
inflamación
y la distensión
abdominal

Mantienen la
piel saludable

Eliminan
líquidos
retenidos

Son altos
en fibra

Ayudan a prevenir
y tratar infecciones
del tracto urinario
y cálculos renales

*Al jugo,
enteros, bien
lavados y
desinfectados

Receta de jugo:

1 taza de piña + 1 limón + 1 pepino
+ 2 espárragos + 5 tallos de apio

Beneficios de la tuna

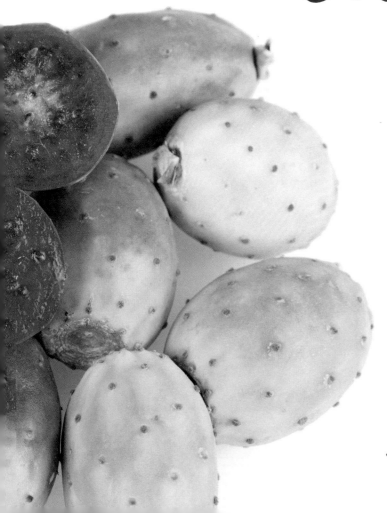

Ayuda a reducir el colesterol

Fortalece el corazón

Contiene fósforo, potasio y calcio

Contiene vitaminas B_2, B_6 y C

Regula la digestión

Favorece la función renal

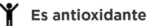 Es antioxidante

Beneficios de la
granada

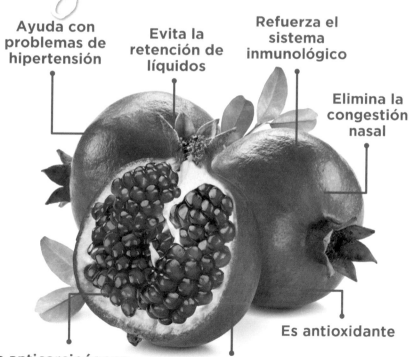

Ayuda con problemas de hipertensión

Evita la retención de líquidos

Refuerza el sistema inmunológico

Elimina la congestión nasal

Es anticarcinógena

Es antiinflamatoria

Es antioxidante

Licuado:

1 taza de granada + 1 taza de agua de coco + 2 cucharadas de miel de abeja + 1 cucharada de chía + ½ pepino + 1 puñado de lechuga

Come
LINAZA
PORQUE...

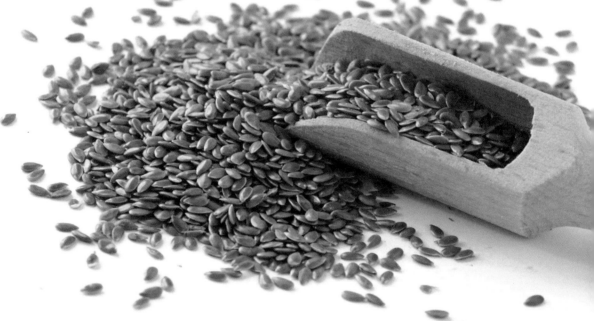

**Es alta
en fibra**

**Contiene
omega-3**

**Mejora
la piel**

**Reduce el azúcar
en la sangre**

SEMILLAS DE GIRASOL

SIN CÁSCARA

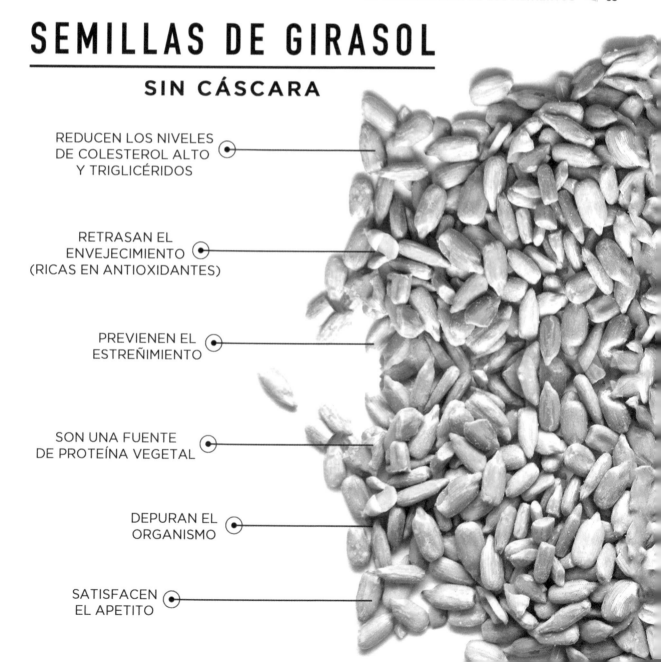

REDUCEN LOS NIVELES
DE COLESTEROL ALTO
Y TRIGLICÉRIDOS

RETRASAN EL
ENVEJECIMIENTO
(RICAS EN ANTIOXIDANTES)

PREVIENEN EL
ESTREÑIMIENTO

SON UNA FUENTE
DE PROTEÍNA VEGETAL

DEPURAN EL
ORGANISMO

SATISFACEN
EL APETITO

¿Por qué comer
FRUTOS SECOS?

Al consumir un puñado de NUECES (de Castilla, nogal, de Brasil, de la India, macadamia) **o ALMENDRAS al día REDUCES el riesgo de padecer** diabetes, cáncer, síndrome metabólico, enfermedades del corazón y respiratorias.

El consumo regular de FRUTOS SECOS retrasa **el** envejecimiento. **Son una excelente** fuente de fibra, **reducen los** triglicéridos **y promueven la** pérdida de peso.

1 puñado de almendras contiene 6 gramos de proteína y 3.4 gramos de fibra

Las nueces son ricas en grasas saludables, incluyendo omega-3 y omega-6

No olvides el remojo previo de una noche

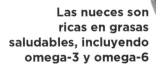

Consume un PUÑADO DE FRUTOS SECOS como COLACIÓN y disfruta de sus beneficios y delicioso sabor.

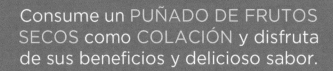

Arúgula:

Promueve la liberación de serotonina, la encargada de regular el sueño y las sensaciones de placer

Col berza:

Alcaliniza el organismo y favorece la función sanguínea

Col rizada:

Tiene un alto contenido de calcio 100% absorbible

Hojas de betabel:

Protegen el hígado y apoyan su función de desintoxicación

Los beneficios de las

hojas verdes

Espinacas:

Combaten la anemia por su alto contenido de hierro

Acelgas:

Tienen un alto contenido de folatos (ácido fólico)

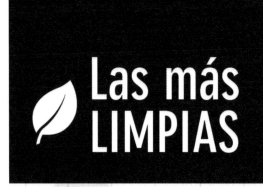

Las más LIMPIAS

- Las llaman así porque **NO** presentan una concentración importante de residuos de **pesticidas**
- No es necesario comprarlas orgánicas

Berenjena

Col

Espárragos

Aguacate

Melón

Toronja

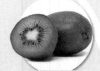

Kiwi

Mango

Coliflor

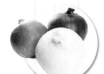

Cebolla

Papaya

Piña

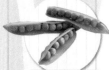

Chícharos

Camote

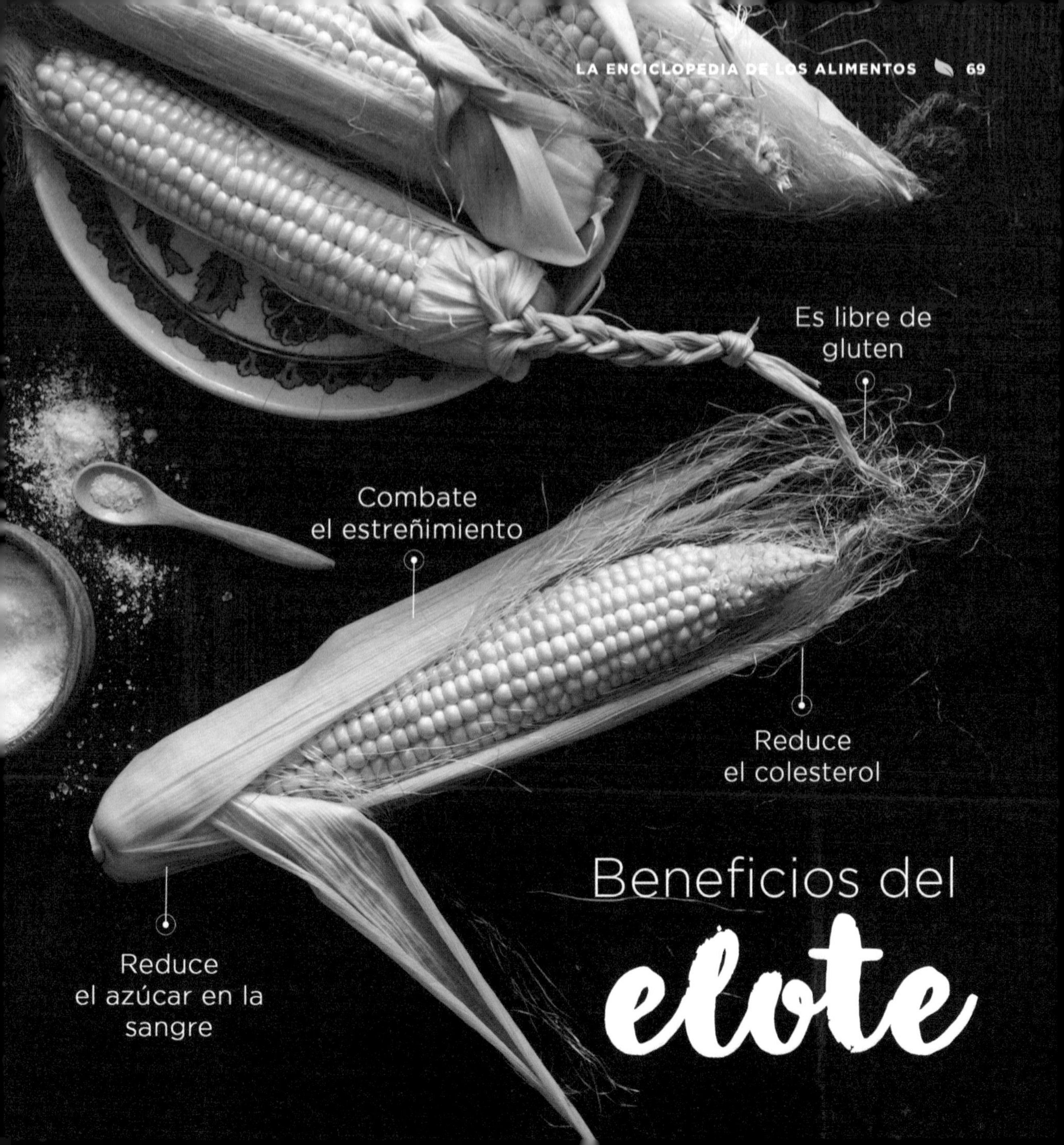

Es libre de
gluten

Combate
el estreñimiento

Reduce
el colesterol

Reduce
el azúcar en la
sangre

Beneficios del

elote

Mientras más

Los colores de los alimentos son el resultado de sustancias químicas naturales favorables para la salud. Consume una dieta diaria multicolor para asegurar una máxima variedad de nutrientes.

Rojo

Betabel

Fresas

Jitomate

Frambuesas

Amarillo

Plátano

Melón

Limón amarillo

Elote

Azul

Moras azules

Elote azul

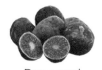
Papa azul

Albahaca azul

COLORES, MEJOR

Mientras **más color natural,** mayor **nutrición** para el organismo.

Naranja

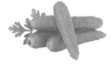
Zanahoria

Naranja

Toronja

Pimiento naranja

Verde

Brócoli

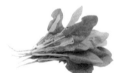
Espinacas

Calabacitas

Lechuga

Violeta

Ciruelas

Berenjena

Uvas

Col morada

superalimentos

6 EXCELENTES
FUENTES DE PROBIÓTICOS

- Mejoran el sistema inmunológico
- Mejoran la digestión
- Reducen alergias
- Equilibran la flora intestinal
- Mejoran la piel

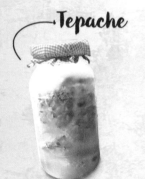

Tepache

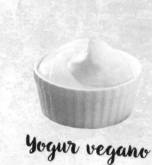

Yogur vegano

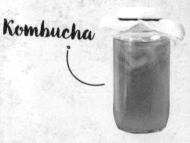

Kombucha

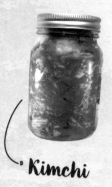

Kimchi

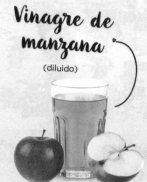

Vinagre de manzana

(diluido)

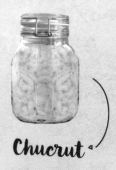

Chucrut

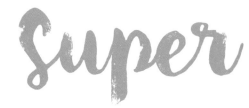

super

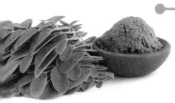

MORINGA

Refuerza el sistema inmunológico, mejora la digestión, el funcionamiento del hígado y los riñones. Contiene más calcio que la leche y más hierro que las espinacas.

Agrégala a jugos de verduras y licuados.

SEMILLAS DE CÁÑAMO

Tienen un alto contenido de fitonutrientes, ayudan a tener un metabolismo saludable, tonifican los músculos, equilibran las hormonas y son ricos en zinc, calcio, magnesio y hierro.

Agrégalas a licuados, ensaladas, sopas y más.

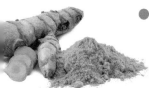

CÚRCUMA

Mejora la función cerebral y previene la artritis, los problemas de coagulación en la sangre y las enfermedades respiratorias. Mejora la piel y la cicatrización, y reduce la grasa y el colesterol malo.

Agrégala a tés y shots saludables.
Tómala en cápsulas o úsala como sazonador.

MACA

Mejora la fertilidad, brinda energía, alivia el SPM, mejora la memoria y es antioxidante.

Agrégala a licuados y comidas, o tómala en cápsulas.

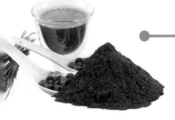

ESPIRULINA

Previene el cáncer y los tumores, mejora el sistema inmunológico, reduce el colesterol malo, es alta en hierro, equilibra la glucosa y es ideal en dietas veganas.

Agrégala a jugos, shots saludables y licuados, o tómala en cápsulas.

alimentos

GOJI BERRIES

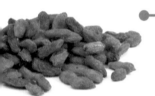

Es la fuente de antioxidantes más potente. Mejoran el sistema inmunológico, la digestión, la visión y la fertilidad. Reducen el colesterol malo, adelgazan la sangre y fortalecen los músculos y huesos.

Consúmelas como colación, son deliciosas.

CACAO

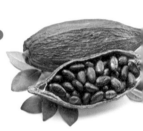

Gracias a su alto contenido de nutrientes reduce el estrés, el colesterol malo y la diabetes. Mejora la función cerebral, previene las enfermedades cardiacas y es un afrodisiaco natural.

Agrégalo a licuados, colaciones y cereales.

CHÍA

Tiene un alto contenido de fibra, omega-3, calcio y vitamina C. Mejora la piel, la actividad cerebral y el desarrollo muscular. Es antioxidante y un energizante natural.

Agrégala a licuados, ensaladas, tortillas, purés, mermeladas, etcétera.

SÁBILA

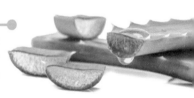

Desintoxica y alcaliniza, hidrata la piel, es antiinflamatoria y mejora la digestión y el sistema inmunológico.

Agrégala a jugos, shots saludables y licuados.

AGUA DE COCO

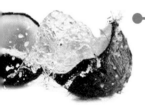

Es antioxidante, nutre el sistema óseo, mejora la digestión, la piel y el sistema inmunológico, y previene problemas cardiacos y el cáncer.

Tómala directamente del coco, o busca una versión procesada en frío (HPP).

Los 12 alimentos

COLIFLOR

- Es un desintoxicante natural
- Es antiinflamatoria

ACEITE DE COCO

- Promueve la salud cerebral
- Brinda energía estable

JITOMATE

- Promueve la salud cerebral
- Previene el cáncer

AJO

- Es un antiinflamatorio potente
- Fortalece el sistema inmunológico

CHAMPIÑONES

- Contienen altos niveles de antioxidantes
- Fortalecen el sistema inmunológico

COL RIZADA

- Es un antiinflamatorio potente
- Es anticarcinógena

NUECES

- Promueven la pérdida de peso
- Son antioxidantes

- más saludables -

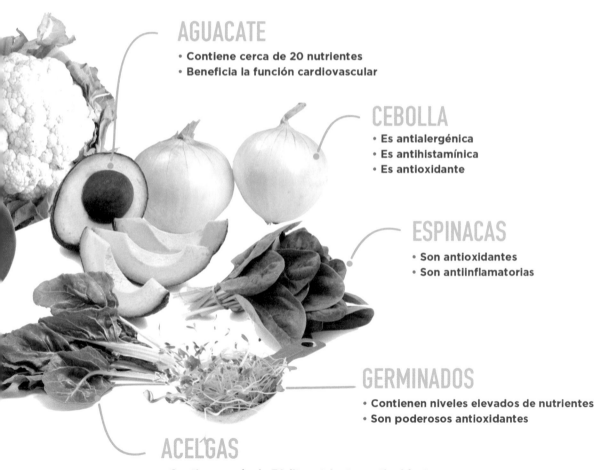

AGUACATE
• Contiene cerca de 20 nutrientes
• Beneficia la función cardiovascular

CEBOLLA
• Es antialergénica
• Es antihistamínica
• Es antioxidante

ESPINACAS
• Son antioxidantes
• Son antiinflamatorias

GERMINADOS
• Contienen niveles elevados de nutrientes
• Son poderosos antioxidantes

ACELGAS
• Contienen más de 36 fitonutrientes antioxidantes
• Ayudan a combatir el cáncer
• Reducen el riesgo de enfermedades crónicas

Beneficios de la CÚRCUMA

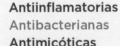

▶ **¿QUÉ HACE A LA CÚRCUMA TAN POTENTE?**
LA "CURCUMINA"

Lo que ha atraído el interés de los neurocientíficos de todo el mundo es su capacidad para aumentar el FNDC, una proteína que crea nuevas neuronas, protege las existentes y ayuda a la comunicación entre ellas, mejorando la función cerebral.

◀ BENEFICIOS ▶

PREVIENE

Artritis
Pancreatitis
Enfermedades intestinales
Problemas de demencia y Alzheimer
Formación de coágulos
Enfermedades respiratorias

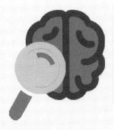

MEJORA

- La piel
- La digestión
- Los síntomas de la diabetes tipo II
- La cicatrización

PROTECTOR

Hepático
Cerebral

REDUCE

- Los gases
- La hinchazón
- El colesterol malo
- El dolor general

PROPIEDADES

Antiinflamatorias
Antibacterianas
Antimicóticas

PROMUEVE

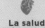
La salud del corazón

La desin-toxicación

La reducción de grasa

La recons-trucción muscular

FORMAS DE CONSUMO

Cápsulas

Té

Shot saludable

Sazonador para comida

Beneficios del polvo de
moringa

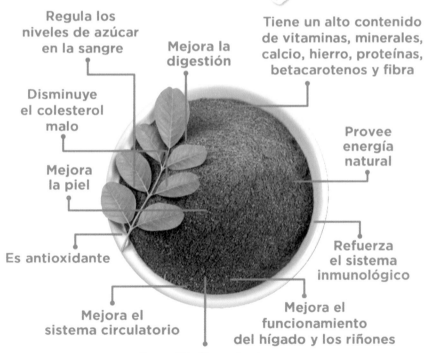

Regula los niveles de azúcar en la sangre

Mejora la digestión

Tiene un alto contenido de vitaminas, minerales, calcio, hierro, proteínas, betacarotenos y fibra

Disminuye el colesterol malo

Provee energía natural

Mejora la piel

Es antioxidante

Refuerza el sistema inmunológico

Mejora el sistema circulatorio

Mejora el funcionamiento del hígado y los riñones

Es antiinflamatorio

Incluye:

1 CUCHARADITA DE POLVO DE MORINGA EN TU JUGO DE VERDURAS Y TUS LICUADOS

LAS ESPECIAS
SUPERPODEROSAS

1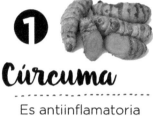

Cúrcuma

- - - - - - - - - - - - - - - - - -

Es antiinflamatoria
y anticarcinógena

Canela

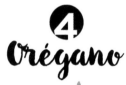 **2**

- - - - - - - - - - - - - - - - - -

Reduce los niveles
de glucosa

Moringa

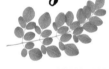 **3**

- - - - - - - - - - - - - - - - - -

Mejora el funcionamiento
del hígado, mejora la piel
y es antioxidante

4

Orégano

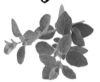

- - - - - - - - - - - - - - - - - -

Es una fuente natural
de omega-3

5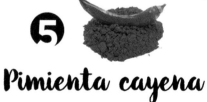

Pimienta cayena

- - - - - - - - - - - - - - - - - -

Acelera el metabolismo
y descongestiona

La **NATURALEZA** es tan **SABIA,** que en ella
se encuentra la **CURACIÓN REAL** para **TODO.**

SÁBILA
(aloe vera)

Beneficios:

Desintoxica y alcaliniza

Hidrata tu piel

Es antiinflamatoria

Reduce el estrés

Mejora el sistema inmunológico

Disminuye el colesterol y la presión arterial

Ayuda a la digestión y en los problemas gástricos

Es una fuente de vitaminas, minerales, aminoácidos y ácidos grasos

¿Cómo tomarla?

Jugos

Shots

Licuados

¿Cómo extraerla?

Quita las espinas en ambos lados

Corta la penca por la mitad exponiendo la pulpa

Déjala escurrir

Retira la pulpa con una cuchara

¡Guárdala en un frasco y listo!

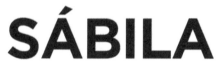
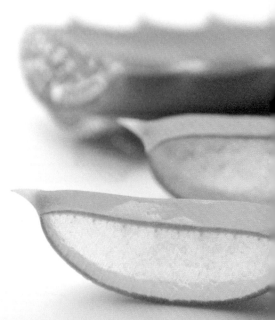

Semillas
PEQUEÑAS Y PODEROSAS

**AGRÉGALAS A ENSALADAS, ADEREZOS, TOSTADAS Y GUACAMOLE,
O CÓMELAS SIMPLEMENTE COMO COLACIONES**

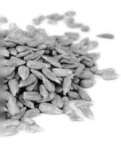

SEMILLA DE GIRASOL
- Reduce los niveles de colesterol alto
- Retrasa el envejecimiento
- Previene el estreñimiento
- Es una fuente de proteína vegetal
- Depura el organismo

SEMILLA DE CÁÑAMO
- Tiene un alto contenido de fitonutrientes
- Ayuda a tener un metabolismo sano
- Tonifica los músculos
- Equilibra las hormonas
- Es rica en zinc, calcio, magnesio y hierro

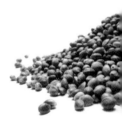

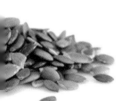

SEMILLA DE CALABAZA
- Previene el Alzheimer
- Es una fuente de proteína vegetal
- Favorece la salud de la próstata
- Previene el cáncer
- Ayuda con la artritis

SEMILLA DE LINAZA
- Previene la inflamación
- Estabiliza los niveles de glucosa
- Tiene un alto contenido de fibra
- Tiene propiedades anticarcinógenas
- Mejora la calidad de la piel

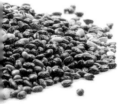

SEMILLA DE CHÍA
- Es una fuente de proteína vegetal
- Es una fuente de omega-3 y calcio
- Previene el estreñimiento
- Disminuye la presión arterial
- Mejora la actividad cerebral

SEMILLA DE AJONJOLÍ
- Aporta omega-3
- Reduce el colesterol malo y los triglicéridos
- Tiene un alto contenido de fibra y calcio
- Contiene hierro
- Mejora la fertilidad

Semillas de
CHÍA

🧠 Mejoran la actividad cerebral

⚡ Son un energizante natural

© Tienen un alto contenido de vitamina C

💪 Son una fuente de proteína vegetal

♥ Son antioxidantes

🦴 Son fuente de calcio

Ω Son una fuente vegetal de omega-3

🌿 Tienen un alto contenido de fibra

😊 Mejoran la piel

🧍 Favorecen el desarrollo muscular

🦺 Fortalecen el sistema inmunológico

Beneficios

Usos

Secas

Agrégalas a:

✔ Licuados
✔ Ensaladas
✔ Tortillas
✔ Purés
✔ Sándwiches

¡A lo que quieras!

Hidratadas

Sustituyen al huevo en recetas de repostería

2 cucharadas de chía seca + ⅓ de vaso de agua

Remedio para el estreñimiento

1 cucharada de chía seca + ½ vaso de agua + Reposo 5 minutos

Beneficios del
cacao

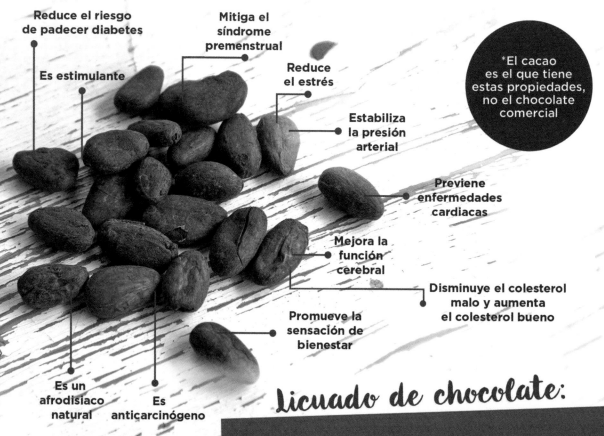

Reduce el riesgo
de padecer diabetes

Mitiga el
síndrome
premenstrual

Reduce
el estrés

Es estimulante

*El cacao
es el que tiene
estas propiedades,
no el chocolate
comercial

Estabiliza
la presión
arterial

Previene
enfermedades
cardiacas

Mejora la
función
cerebral

Disminuye el colesterol
malo y aumenta
el colesterol bueno

Promueve la
sensación de
bienestar

Es un
afrodisiaco
natural

Es
anticarcinógeno

Licuado de chocolate:

1½ plátanos congelados + 1 cucharada de granillo de cacao
+ 1 cucharada de miel de abeja + 1 taza de leche vegetal
+ 1 hoja de col berza + 1 cucharada de chía

COME GOJI BERRIES

TIENEN MAGNÍFICOS BENEFICIOS:

- Son la fruta con más antioxidantes en el mundo
- Reducen el colesterol
- Adelgazan la sangre
- Fortalecen el corazón
- Mejoran la fertilidad
- Activan las enzimas antiinflamatorias
- Desintoxican el hígado
- Fortalecen los músculos y los huesos
- Alivian la ansiedad y el estrés
- Mejoran la visión
- Mejoran los síntomas de la menopausia
- Son un antiinflamatorio natural

Semillas de cáñamo

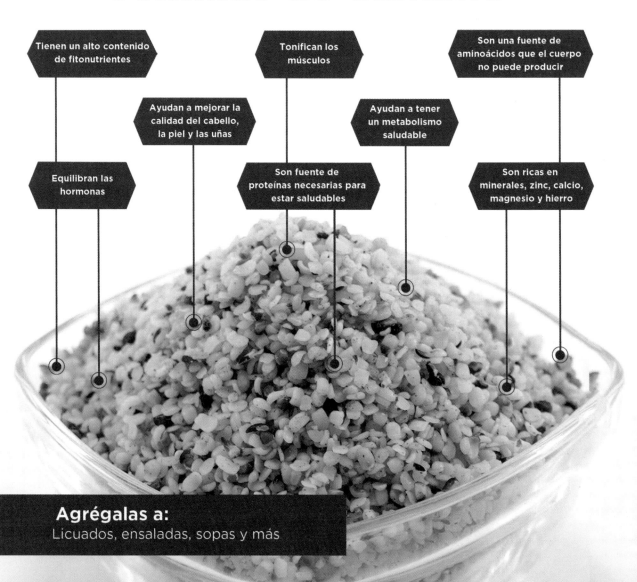

Tienen un alto contenido de fitonutrientes

Tonifican los músculos

Son una fuente de aminoácidos que el cuerpo no puede producir

Ayudan a mejorar la calidad del cabello, la piel y las uñas

Ayudan a tener un metabolismo saludable

Equilibran las hormonas

Son fuente de proteínas necesarias para estar saludables

Son ricas en minerales, zinc, calcio, magnesio y hierro

Agrégalas a:
Licuados, ensaladas, sopas y más

NO TIRES LAS
HOJAS DE
BETABEL,
SON SUPERPODEROSAS

Son antioxidantes, anticarcinógenas y antiinflamatorias

Son altas en calcio y vitamina A

Refuerzan el sistema inmunológico

Reducen la presión arterial

Previenen la anemia

Mejoran la circulación

Inclúyelas en:

Jugos

Ensaladas

Licuados

Platillos

Come
GERMINADOS
porque...

Oxigenan el organismo

Protegen contra el envejecimiento celular

Son fuente de vitaminas, ácidos grasos, calcio y magnesio

Son alcalinizantes y anticarcinógenos

COME MIEL PORQUE...

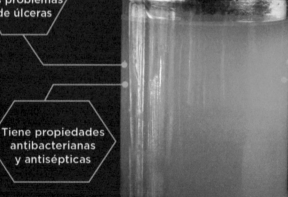

Mejora la digestión y los problemas de úlceras

Es antiinflamatoria y cicatrizante

Tiene propiedades antibacterianas y antisépticas

Refuerza el sistema inmunológico

¿Cuál es la mejor?

- Revisa que sea únicamente miel de abeja en sus ingredientes
- Sin refinar
- Sin procesar, cruda
- De productores locales
- Prefiere la que se ve turbia y cristalizada

Recomendación

- No te excedas
- No más de 2 cucharadas al día con las características anteriores

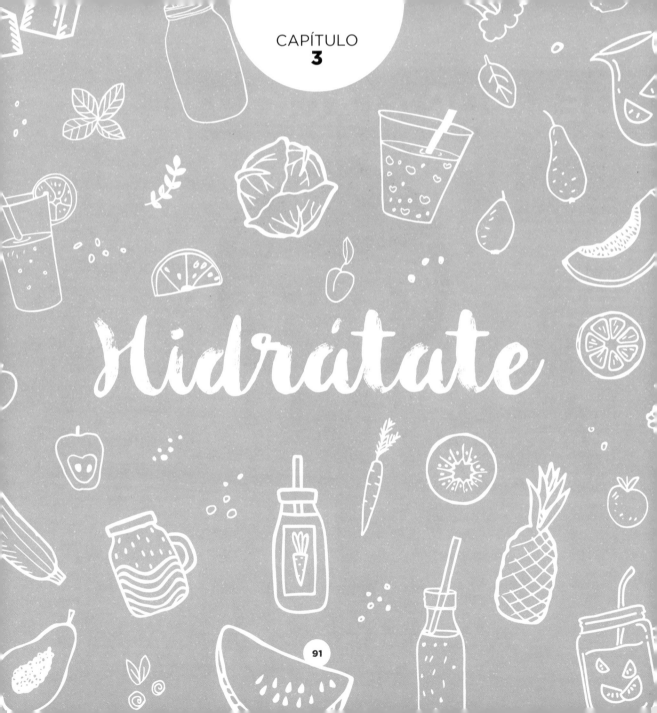

Hidrátate

DESHIDRATACIÓN

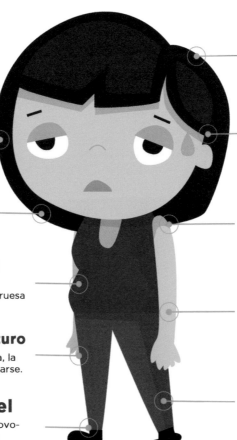

Colesterol alto

El cuerpo produce más colesterol para prevenir que las células pierdan agua.

Mala digestión

La escasez de minerales como calcio y magnesio puede provocar úlceras, gastritis y reflujo.

Problemas en vejiga y riñones

Crea toxicidad que puede provocar inflamación, dolor e infecciones.

Estreñimiento

Con escasez de agua, los desechos se mueven muy lento a través de los intestinos, provocando estreñimiento.

Dolor de articulaciones

La cubierta de los cartílagos se debilita, provocando malestar y dolor en las articulaciones.

Fatiga

Provoca que la actividad enzimática sea deficiente, produciendo cansancio.

Aumento de peso

Las células se quedan sin energía. Como resultado se come de más.

Presión arterial alta

92% de la sangre es agua y, al deshidratarse, la sangre se vuelve gruesa y aumenta la resistencia del flujo.

Envejecimiento prematuro

Cuando la deshidratación es crónica, la piel comienza a marchitarse y arrugarse.

Problemas de la piel

Impide la eliminación de toxinas, provocando dermatitis, psoriasis, arrugas prematuras o diferente coloración.

TU CUERPO ES CASI ⅔ DE AGUA, NO TE SEQUES

BENEFICIOS DE TOMAR
AGUA EN AYUNAS

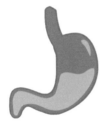

Reduce la acidez
estomacal

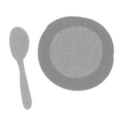

Disminuye
el apetito

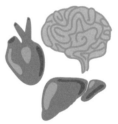

Hidrata los
órganos vitales

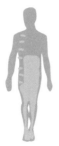

Regula la temperatura
corporal

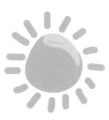

Ayuda en la
eliminación
matutina

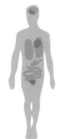

Hidrata el
organismo

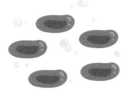

Oxigena la
sangre

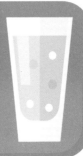

Antes de DORMIR
pon un VASO de
AGUA NATURAL
junto a tu
cama para que al
DESPERTAR NO se
te OLVIDE tomarlo.

¡No te deshidrates!
Consejos para tomar
MÁS AGUA

1
Lleva un VASO DE AGUA a un lado de tu cama para que sea lo PRIMERO QUE TOMES AL DESPERTAR

2
Toma una taza de AGUA CALIENTE con un TOQUE DE JENGIBRE o limón para sustituir el café

3
Trae en tu bolsa o mochila una pequeña BOTELLA DE AGUA. Dale un toque de sabor (rodajas de naranja o limón, hojas de albahaca, menta o hierbabuena)

4
Ten una JARRA DE AGUA de sabor en tu refrigerador (melón, sandía, tamarindo, limón, kiwi, naranja) y sustituye así el refresco

5
30 minutos antes de tu comida, bebe un vaso de agua

6
Antes de dormir, toma un té relajante (menta, tila, manzanilla)

7
No olvides comer frutas y verduras, que también cuentan como líquido

8
Evita el consumo de bebidas azucaradas y cafeína, porque te deshidratan

**NUESTRO CUERPO ES CASI ⅔ DE AGUA...
¡A TOMAR AGUA, LA NECESITAMOS!**

No sólo el agua te **hidrata**, sino los siguientes

ALIMENTOS

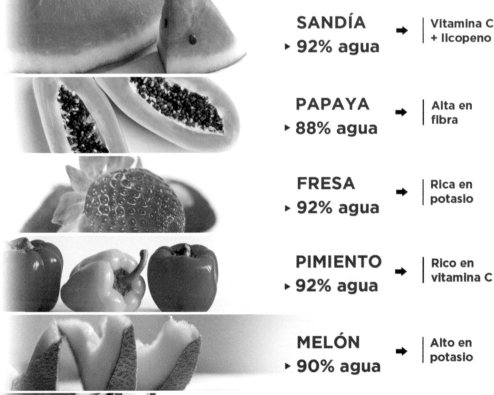

SANDÍA
‣ **92% agua** ➡ | Vitamina C + licopeno

PAPAYA
‣ **88% agua** ➡ | Alta en fibra

FRESA
‣ **92% agua** ➡ | Rica en potasio

PIMIENTO
‣ **92% agua** ➡ | Rico en vitamina C

MELÓN
‣ **90% agua** ➡ | Alto en potasio

PEPINO
‣ **92% agua** ➡ | Vitamina C + fibra

 Evita las bebidas con **cafeína** y los **refrescos** porque, contrario de lo que necesitas, te deshidratan.

Si a una **PLANTITA** le das **AGUA** porque...

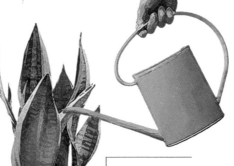

...es lo **único** que la hace **crecer.**
...es lo **único** que le **hace bien.**
...es lo que **debe tomar.**
...es lo que **realmente** la **hidrata.**

¿Por qué les **das** bebidas azucaradas e **industriales** a los **niños?**

Conservadores

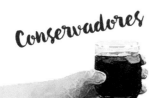

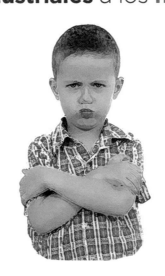

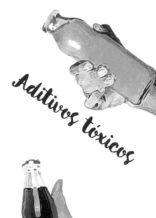

Aditivos tóxicos

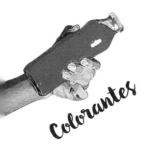

Colorantes

Cafeína

LA PLANTITA Y **TUS HIJOS** **NECESITAN AGUA**

¿No te gusta tomar agua natural, o no estás acostumbrado?

Sigue estos consejos para que le agarres el gusto

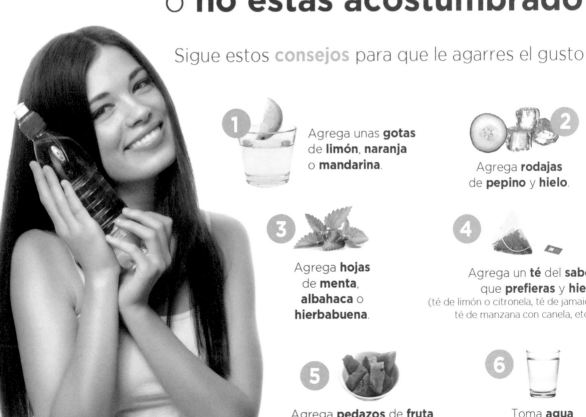

1 Agrega unas **gotas** de **limón, naranja** o **mandarina**.

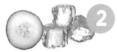

2 Agrega **rodajas** de **pepino** y **hielo**.

3 Agrega **hojas** de **menta**, **albahaca** o **hierbabuena**.

4 Agrega un **té** del **sabor** que **prefieras** y **hielo** (té de limón o citronela, té de jamaica, té de manzana con canela, etc.).

5 Agrega **pedazos** de **fruta** para que le den un **sabor natural** (sandía, piña, fresas, etc.).

6 Toma **agua** como **hábito** aunque **no** tengas sed.

Como quieras, pero toma agua.
Es un recurso necesario para una vida saludable.

Terapia de
AGUA EN
AYUNAS

EL AGUA ES EL PRINCIPAL COMPONENTE DEL CUERPO HUMANO E INDISPENSABLE PARA LA VIDA

↓

COMIENZA TOMANDO 1 o 2 VASOS DE AGUA EN AYUNAS

Puedes ir aumentando el número de vasos a tu paso. El objetivo es llegar a tomar hasta 1½ litros de agua en ayunas (5-6 vasos aproximadamente).

ESPERA 20 MINUTOS Y BEBE TU TÉ, SHOT O JUGO DE VERDURAS.

BENEFICIOS

Brinda energía natural, resultante de una correcta hidratación

Refuerza el sistema inmunológico y oxigena la sangre

Disminuye el apetito e hidrata los órganos vitales

Reduce la acidez estomacal y mejora los problemas de gastritis

Ayuda a limpiar el colon y facilita la absorción de nutrientes

Ayuda a tonificar la piel y promueve la pérdida de peso

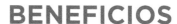

AGUA ALCALINA

Ingredientes:

- ½ vaso de agua
- 2 cucharadas de jugo de limón o vinagre de manzana orgánico
- ⅓ de cucharadita de bicarbonato

Beneficios:

- Es alcalinizante
  (antes de dormir o en ayunas)

- Tiene propiedades anticarcinógenas
  (antes de dormir o en ayunas)

- Es digestiva (después de la comida)

- Es depurativa

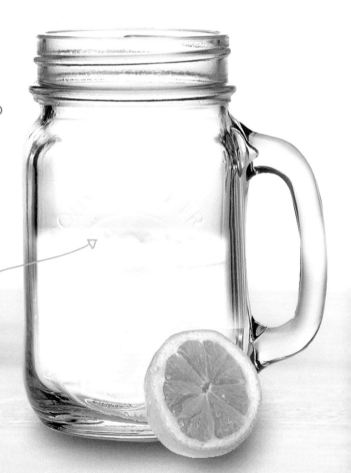

AGUA DETOX
PARA DESINFLAMAR

▶ Además de ayudarnos a desinflamar, esta bebida nos hidrata, alcaliniza y ayuda a digerir.

 Jugo de 2 limones

 ½ pepino rebanado en rodajas

 10 hojas de menta

 2 rodajas de jengibre

 ½ litro de agua

 Hielo, al gusto

Déjala reposar en el refrigerador durante 30 minutos.

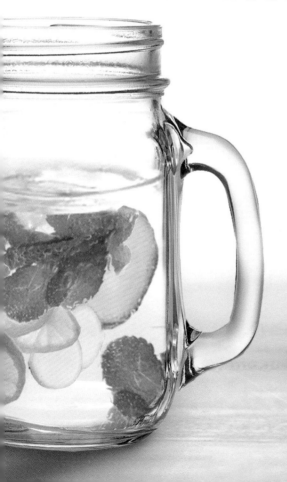

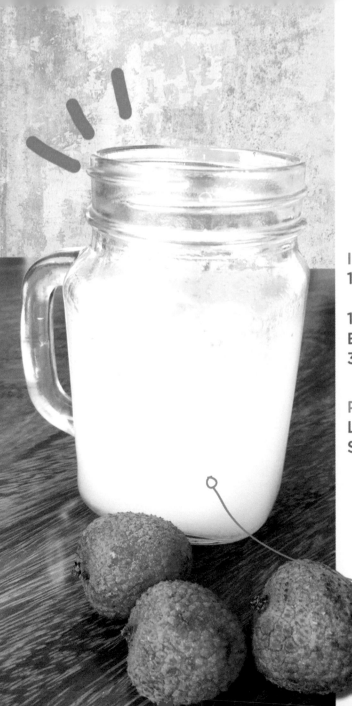

— Agua de —
lichi

Ingredientes:
1 taza de lichis
  (pelados y deshuesados)
1 chorrito de vainilla
Extracto de stevia, al gusto
3 tazas de agua

Preparación:
Licua todos los ingredientes.
Sirve con hielo.

¡Disfruta!

- Antioxidante
- Hidratante
- Refrescante

Bebida
SWITCHEL

¿Qué es switchel? Esta bebida se usa desde hace más de 200 años para dar energía e hidratación a los trabajadores del campo.

INGREDIENTES:

Rinde 5 porciones

→ ½ taza de vinagre de manzana con la "madre"

→ ⅔ de taza de jugo de limón

→ 2 cucharadas de miel de abeja natural

→ 2 cucharadas de jengibre fresco rallado

→ 1 litro de agua natural

PROCEDIMIENTO:

Mezcla todos los ingredientes y tapa.
Deja reposar entre 2 y 12 horas.
Cuela y agrega hielo. ¡Disfruta!

BENEFICIOS

- Es un antiinflamatorio natural
- Brinda energía estable
- Tiene propiedades hidratantes
- Promueve la pérdida de grasa
- Mejora la digestión
- Mejora la piel
- Regula los niveles de azúcar en la sangre

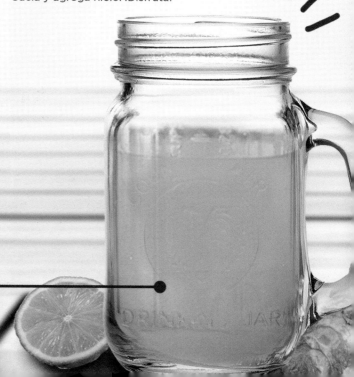

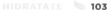

"Refresco" DE MANZANA

(hecho en casa)

Ingredientes:

- ¼ de vaso de jugo de manzana (natural, en extractor)
- ¾ de vaso de agua mineral
- 5 gotas de extracto de stevia
- Mucho hielo

Meditación Y SUEÑO REPARADOR

¿Sabías que
LA MEDITACIÓN...?

Es una práctica universal

No es una práctica religiosa

Existe una meditación indicada para cada persona

Desarrolla la capacidad de enfoque e innovación

Promueve la convicción y la conexión con tu creencia, cualquiera que sea

Promueve y provee paz y tranquilidad
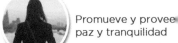

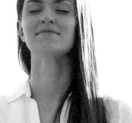

Mejora las relaciones interpersonales

Te ayuda a ser la mejor versión de ti mismo

Refresca tu mente

Desarrolla la tolerancia

Cómo meditar

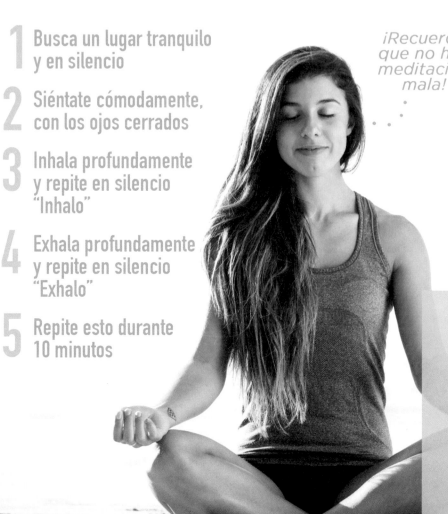

1 Busca un lugar tranquilo y en silencio

2 Siéntate cómodamente, con los ojos cerrados

3 Inhala profundamente y repite en silencio "Inhalo"

4 Exhala profundamente y repite en silencio "Exhalo"

5 Repite esto durante 10 minutos

¡Recuerda que no hay meditación mala!

¿Qué esperar?

-Sueño
-Desesperación por "perder tiempo"
-Pensar demasiado

Si tienes cualquiera de las reacciones anteriores, está bien.

BENEFICIOS DE LA *meditación*

1 Aumenta tu nivel **de bienestar**

2 Reduce drásticamente **tus niveles de estrés**

3 Reduce los niveles **de hipertensión**

4 Permite una mayor **concentración**

5 Provoca sincronías o casualidades **positivas en tu vida**

6 **Te permite** dormir mejor

7 Reduce la cantidad de **pensamientos innecesarios**

8 Desarrolla la **creatividad**

9 Promueve una mayor **oxigenación**

10 Mejora la **intuición**

11 Equilibra el sistema nervioso

12 Aumenta tu paciencia y **tolerancia**

MEDITACIÓN
HO'OPONOPONO

ES UNA TÉCNICA DE RESOLUCIÓN DE PROBLEMAS

Trata de tomar 100% la responsabilidad de todo lo que
te acontece y por ende tomar el control.

1 Busca un lugar
tranquilo y en
silencio.

2 Siéntate
cómodamente con
los ojos cerrados.

3 Inhala profundamente y repite en silencio: "Lo siento, por
favor perdóname por lo que hay en mí que atrae esto".

4 Exhala profundamente y repite en silencio:
"Yo confío, lo siento, gracias".

Repite esto durante 10 minutos

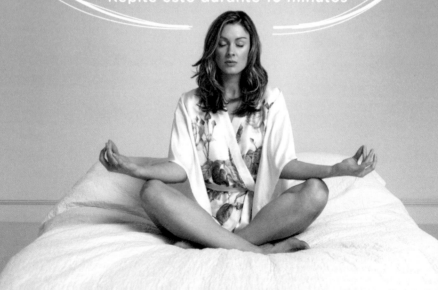

INVITA A LOS NIÑOS A MEDITAR

Beneficios

Tienen mayor seguridad y confianza en sí mismos

Descansan mejor por la noche

Reducen su ansiedad y estrés

Aprenden a observar sus pensamientos

¿Cómo?

Tienen que ver el ejemplo en casa

Compárteles los beneficios y la razón para meditar

Enfócalos en algo que les guste

Un minuto por año de vida

"Si le enseñáramos **meditación** a cada niño de 8 años, **eliminaríamos la violencia** del mundo en una sola generación".
- Dalai Lama

BENEFICIOS DE *dormir bien*

1 Permite la recuperación del organismo

2 Permite el proceso de autocuración natural

3 Promueve un estado de felicidad

4 Reduce la inflamación interna

5 Mejora la memoria

SI NO DUERMES BIEN:

- Tu tolerancia disminuye

- Existe una tendencia a la depresión

- Almacenas grasa

- El nivel de estrés se eleva

- Aumentan los antojos por cosas dulces

- Promueve la adicción a la cafeína

- Disminuye tu concentración

CONSEJOS PARA DORMIR BIEN:

1 Vete a la cama temprano

2 Cena ligero 3 horas antes de dormir

3 Reduce tu consumo de cafeína

4 Medita diariamente

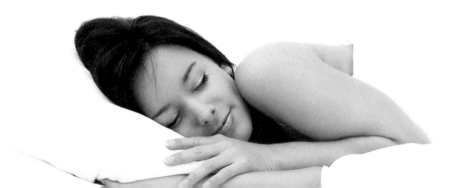

¿INSOMNIO?

Te damos algunos consejos para que duermas como un bebé...

 Medita diariamente
10 minutos

 Evita cenar después
de las 8:00 p.m.

 Procura tener la luz tenue
durante la noche en tu habitación

 No trabajes ni veas
la TV en tu recámara

 Lee libros positivos

Toma un
baño caliente

Haz uso de la
aromaterapia

Antes de dormir no veas
noticias escandalosas

Toma un té relajante

Reduce tu consumo
de cafeína

Cuando los niños duermen...

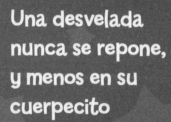
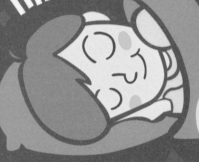

Una desvelada nunca se repone, y menos en su cuerpecito

Su hormona de crecimiento trabaja eficientemente

Eliminan estrés y ansiedad

Aumenta su imaginación

Mejora su funcionamiento cardiaco y circulatorio

Les provee energía

Fortalecen su cerebro

Consolidan y organizan sus recuerdos (memoria)

Fortalecen su sistema inmunológico

Duérmelos temprano, lo necesitan.

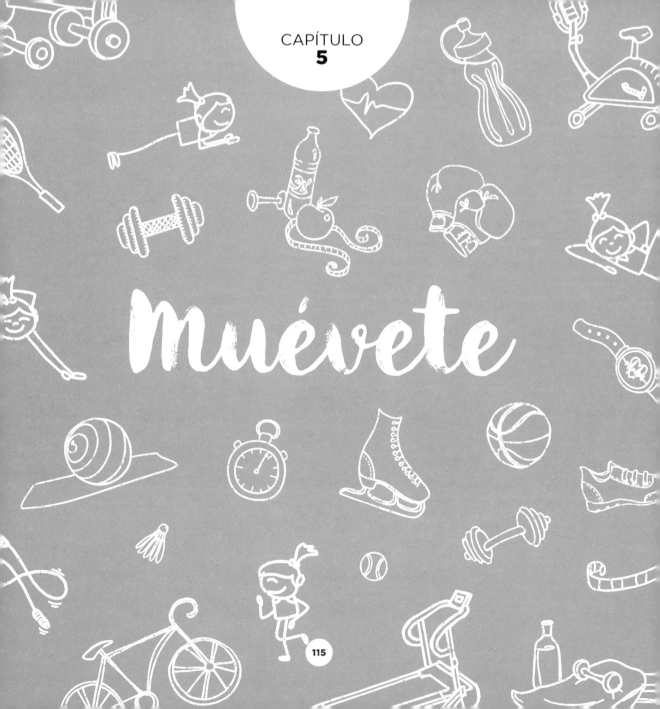

Muévete

115

BENEFICIOS
de hacer ejercicio
MOVERTE

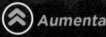
Mejora
- Organismo en general
- Irrigación sanguínea
- Digestión
- Estado de ánimo

Elimina
- Toxinas
- Problemas de estreñimiento

Aumenta
- Sensación de bienestar
- Fortalecimiento de músculos

Disminuye
- Estrés
- Ansiedad
- Insomnio

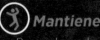
Mantiene
- Peso adecuado
- Corazón saludable

Es por salud, no por imagen. ¡Es necesario, no opcional!

¡MUÉVETE!

MITOS DEL EJERCICIO

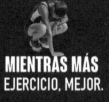

MIENTRAS MÁS EJERCICIO, MEJOR.

TOMAR CAFÉ O BEBIDAS ENERGÉTICAS DA + RENDIMIENTO.

COMER JUSTO ANTES DE HACER EJERCICIO TE DA ENERGÍA.

LAS PASTILLAS QUEMADORAS DE GRASA SON ALIADAS MARAVILLOSAS.

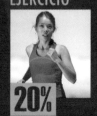

ALIMENTO **65%**

EJERCICIO **20%**

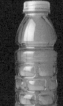

PUEDES COMER LO QUE QUIERAS SI HACES EJERCICIO.

PRACTICAR EJERCICO TE HACE SALUDABLE AUNQUE COMAS MAL.

TOMAR BEBIDAS **ISOTÓNICAS** COMERCIALES **TE AYUDA** A REPONERTE.

DORMIR

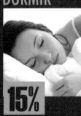

15%

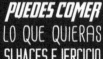

MUCHO CARDIO PARA QUEMAR GRASA.

¿NO HACES EJERCICIO PORQUE NO TE GUSTA?

No es opcional hacer ejercicio, ya que aparte de la imagen, el cuerpo necesita movimiento para no atrofiarse.

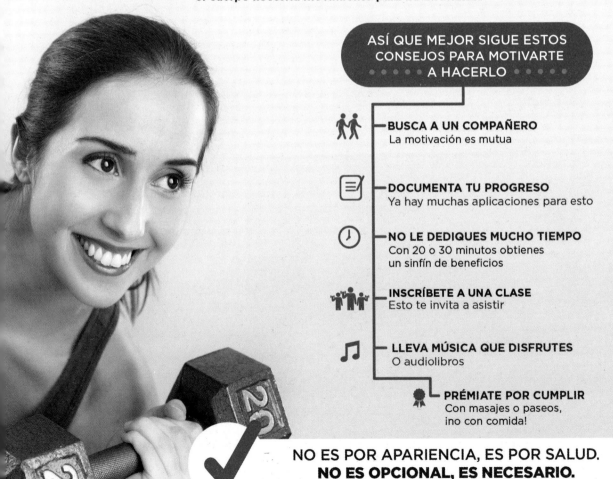

ASÍ QUE MEJOR SIGUE ESTOS CONSEJOS PARA MOTIVARTE A HACERLO

BUSCA A UN COMPAÑERO
La motivación es mutua

DOCUMENTA TU PROGRESO
Ya hay muchas aplicaciones para esto

NO LE DEDIQUES MUCHO TIEMPO
Con 20 o 30 minutos obtienes un sinfín de beneficios

INSCRÍBETE A UNA CLASE
Esto te invita a asistir

LLEVA MÚSICA QUE DISFRUTES
O audiolibros

PRÉMIATE POR CUMPLIR
Con masajes o paseos, ¡no con comida!

**NO ES POR APARIENCIA, ES POR SALUD.
NO ES OPCIONAL, ES NECESARIO.**

CORRER *VS* CAMINAR

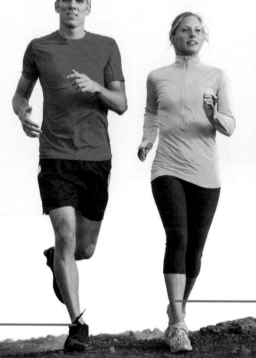

CORRER

- Liberas gran cantidad de endorfinas que promueven tu bienestar durante el día
- Se trabajan todos los músculos
- Brinda mayor capacidad aeróbica y muscular
- Mejora la capacidad cardiovascular en general
- Aumenta tus metas personales
- Consumes el doble de energía que caminando (aproximadamente)
- Estás más expuesto a lesiones
- Reduce el riesgo de hipertensión, colesterol elevado, diabetes y enfermedades coronarias

CAMINAR

- Es mejor para personas con sobrepeso y principiantes en el ejercicio
- Reduce el riesgo de hipertensión, colesterol elevado, diabetes y enfermedades coronarias
- Ideal para comenzar a hacer ejercicio
- Caminar a paso acelerado puede quemar las mismas calorías que correr
- Puedes hacer uso de polainas y mancuernas
- Se está menos expuesto a lesiones
- Liberas endorfinas que promueven tu bienestar durante el día
- Es el principio de trotar y eventualmente correr

Estamos diseñados para movernos...

EL MEJOR EJERCICIO PARA QUEMAR GRASA
EN MENOS TIEMPO (y si quieres en casa)

HIIT

HIGH-INTENSITY INTERVAL TRAINING

¿QUÉ ES?

Un método avanzado de **ENTRENAMIENTO** que alterna **INTERVALOS DE GRAN INTENSIDAD Y ESFUERZO** con periodos de intensidad baja a media, o incluso de descanso completo.

¿EN QUÉ CONSISTE?

En **RUTINAS DE 12 A 15 MINUTOS**, y se ha comprobado como el más efectivo para quemar grasa.

BENEFICIOS

 QUEMA GRASA de manera rápida

 NO requiere **EQUIPO SOFISTICADO** para realizarlo

Se puede **HACER** en cualquier lugar (**EN CASA**, parques, calle, etc.)

 ES GRATIS

Ponte a
SALTAR LA CUERDA Y...

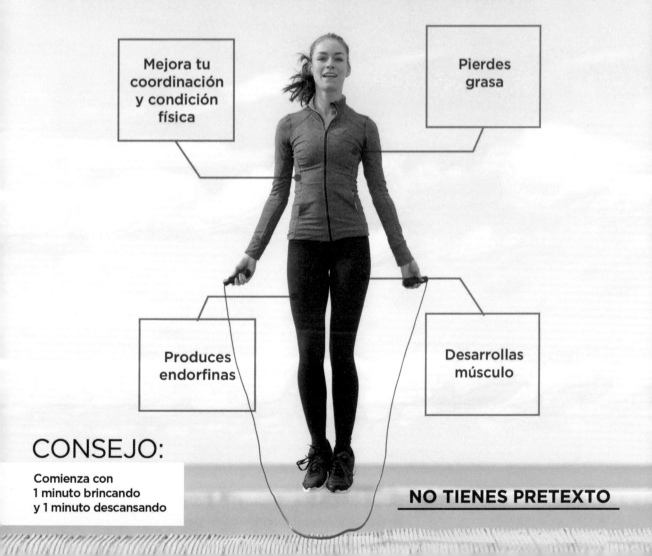

Mejora tu coordinación y condición física

Pierdes grasa

Produces endorfinas

Desarrollas músculo

CONSEJO:

Comienza con
1 minuto brincando
y 1 minuto descansando

NO TIENES PRETEXTO

RUTINA DE EJERCICIO

1 PARA HACER EN CASA

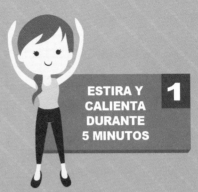

1 ESTIRA Y CALIENTA DURANTE 5 MINUTOS

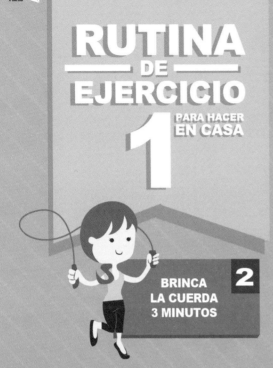

2 BRINCA LA CUERDA 3 MINUTOS

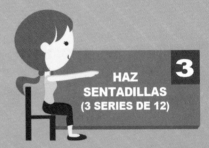

3 HAZ SENTADILLAS (3 SERIES DE 12)

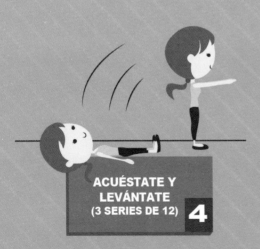

ACUÉSTATE Y LEVÁNTATE (3 SERIES DE 12) **4**

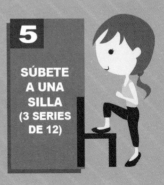

5 SÚBETE A UNA SILLA (3 SERIES DE 12)

RUTINA DE EJERCICIO

2

PARA HACER EN CASA

1 ESTIRA Y CALIENTA DURANTE 5 MINUTOS

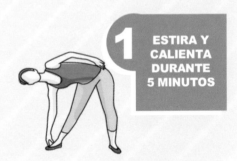

2 BRINCA LA CUERDA 3 MINUTOS

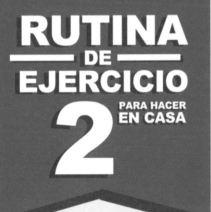

3 HAZ SENTADILLAS CON BRINCO (3 SERIES DE 12)

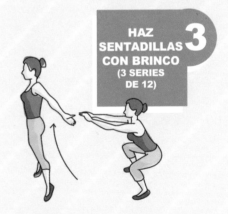

4 TOCA EL PISO CON FLEXIÓN Y LEVANTA LA PIERNA CONTRARIA (3 SERIES DE 12)

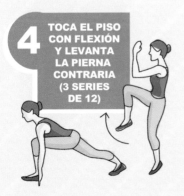

5 HAZ SENTADILLAS CON BARRA (3 SERIES DE 12)

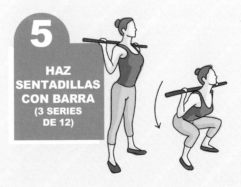

RUTINA
— DE —
EJERCICIO
3 PARA HACER EN CASA

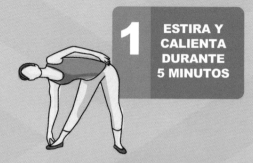

1 ESTIRA Y CALIENTA DURANTE 5 MINUTOS

2 BRINCA LA CUERDA 3 MINUTOS

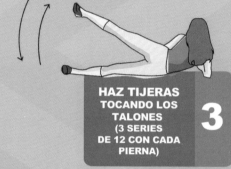

HAZ TIJERAS TOCANDO LOS TALONES (3 SERIES DE 12 CON CADA PIERNA) **3**

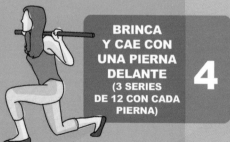

BRINCA Y CAE CON UNA PIERNA DELANTE (3 SERIES DE 12 CON CADA PIERNA) **4**

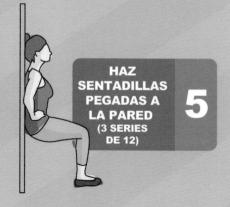

HAZ SENTADILLAS PEGADAS A LA PARED (3 SERIES DE 12) **5**

RUTINA DE EJERCICIO 4
▶ glúteos

1 ESTIRA Y CALIENTA DURANTE 5 MINUTOS

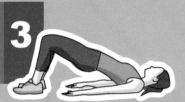

2 BRINCA LA CUERDA 3 MINUTOS

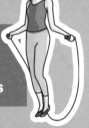

LEVANTA LA CADERA EN UNA SUPERFICIE PLANA (3 SERIES DE 12) **3**

4 SUBE A UNA SILLA, LEVANTA LA PIERNA Y BAJA, INTERCALANDO PIERNAS (3 SERIES DE 12)

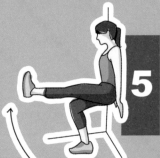

5 HAZ SENTADILLAS PEGADAS A LA PARED, SUBIENDO LA PIERNA, INTERCALANDO PIERNAS (3 SERIES DE 10)

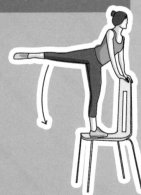

RUTINA
— DE —
EJERCICIO
5 PARA HACER EN CASA
BRAZOS

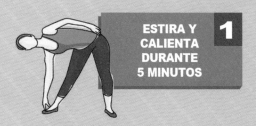

ESTIRA Y CALIENTA DURANTE 5 MINUTOS **1**

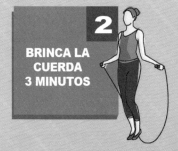

2 **BRINCA LA CUERDA 3 MINUTOS**

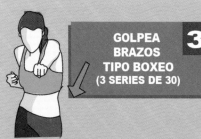

GOLPEA BRAZOS TIPO BOXEO (3 SERIES DE 30) **3**

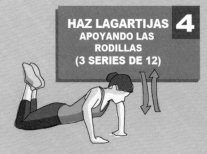

HAZ LAGARTIJAS APOYANDO LAS RODILLAS (3 SERIES DE 12) **4**

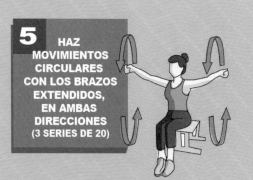

5 **HAZ MOVIMIENTOS CIRCULARES CON LOS BRAZOS EXTENDIDOS, EN AMBAS DIRECCIONES (3 SERIES DE 20)**

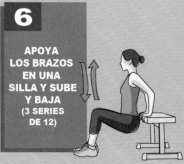

6 **APOYA LOS BRAZOS EN UNA SILLA Y SUBE Y BAJA (3 SERIES DE 12)**

RUTINA DE EJERCICIO 6
embarazadas

1 CAMINA DURANTE 10 MINUTOS

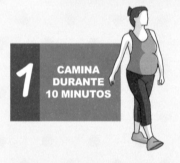

2 RECUÉSTATE SOBRE EL PISO Y LEVANTA LA CADERA (3 SERIES DE 12)

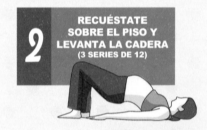

APOYA LAS MANOS Y LAS RODILLAS EN EL PISO, Y LEVANTA LA PIERNA EN 90° (3 SERIES DE 12 CON CADA PIERNA) **3**

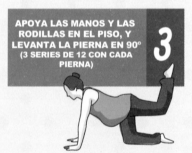

4 LEVANTA LAS PIERNAS USANDO UNA PELOTA (3 SERIES DE 12)

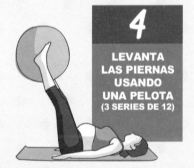

5 HAZ EJERCICIOS DE BÍCEPS SENTADA, USANDO PESO (3 SERIES DE 10)

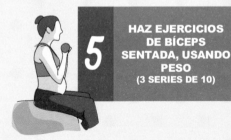

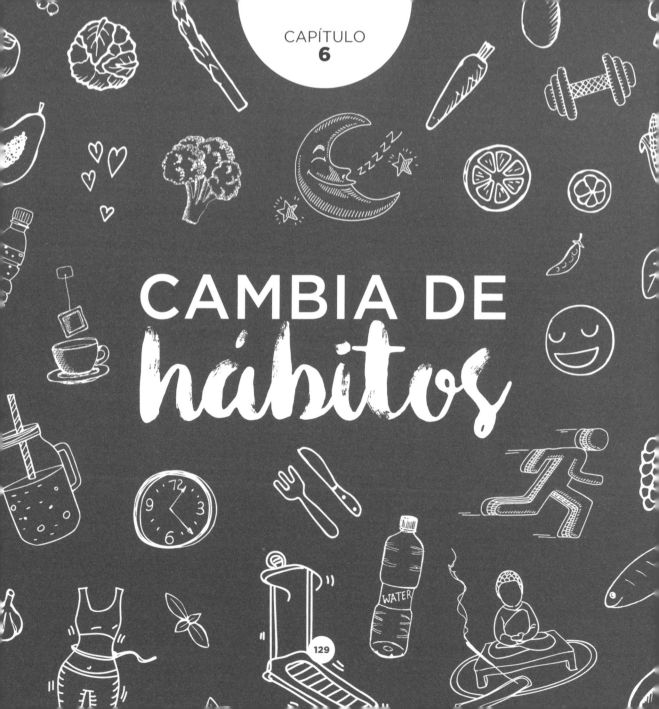

CAMBIA DE
hábitos

Hábitos de la mañana

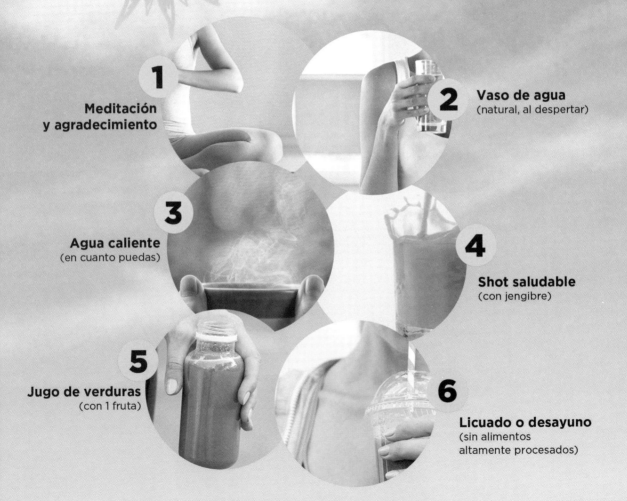

1 Meditación y agradecimiento

2 Vaso de agua
(natural, al despertar)

3 Agua caliente
(en cuanto puedas)

4 Shot saludable
(con jengibre)

5 Jugo de verduras
(con 1 fruta)

6 Licuado o desayuno
(sin alimentos altamente procesados)

Hábitos de la tarde

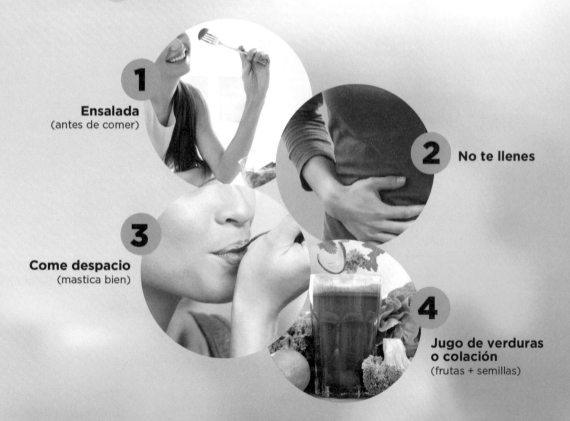

1 Ensalada
(antes de comer)

2 No te llenes

3 Come despacio
(mastica bien)

4 Jugo de verduras
o colación
(frutas + semillas)

Hábitos de la noche

1 Cena temprano
(termina de cenar
antes de las 8:00 p.m.)

2 Cena ligero
(porción pequeña
sin proteína animal)

3 Duerme temprano
(máximo 10:30 p.m.)

4 Ayuno nocturno
(10 horas sin alimento,
sólo agua, té sin cafeína,
y jugo de verduras)

MEDITACIÓN

Te permite dormir mejor

Aumenta tu nivel de bienestar

Desarrolla la creatividad

Reduce los niveles de hipertensión

Equilibra el sistema nervioso

Reduce drásticamente tus niveles de estrés

Permite una mayor concentración

Reduce la cantidad de pensamientos innecesarios

Aumenta tu paciencia y tolerancia

Mejora la intuición

Comienzas a experimentar sincronías y casualidades positivas en tu vida

Promueve una mayor oxigenación

RECOMENDACIÓN

COMIENZA CON 10 MINUTOS POR LA MAÑANA
Y HAZLO DIARIAMENTE

AGUA NATURAL AL DESPERTAR

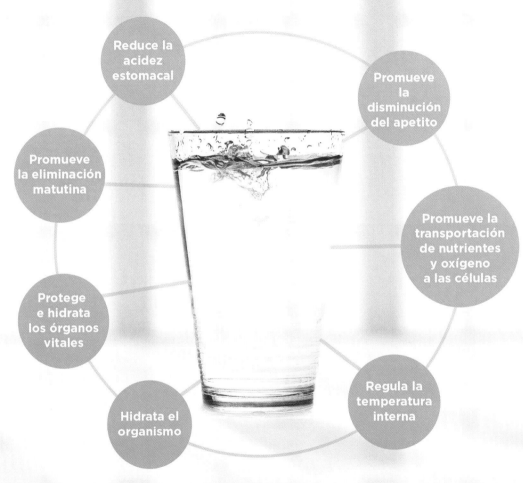

- Reduce la acidez estomacal
- Promueve la disminución del apetito
- Promueve la eliminación matutina
- Promueve la transportación de nutrientes y oxígeno a las células
- Protege e hidrata los órganos vitales
- Hidrata el organismo
- Regula la temperatura interna

RECOMENDACIÓN

Todas las noches, antes de dormir, lleva un vaso de agua natural a un lado de tu cama para que al despertar no se te olvide tomarlo.

AGUA CALIENTE

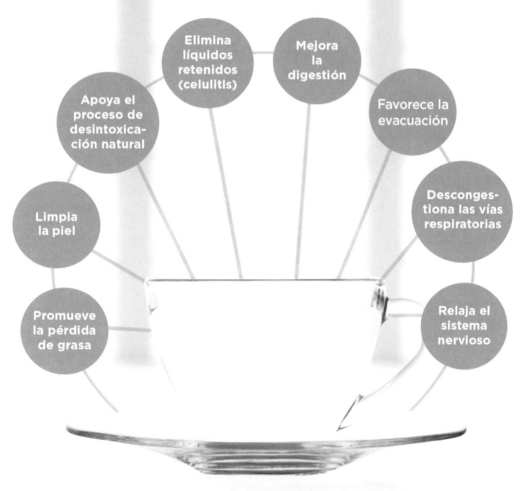

- Elimina líquidos retenidos (celulitis)
- Mejora la digestión
- Apoya el proceso de desintoxicación natural
- Favorece la evacuación
- Limpia la piel
- Descongestiona las vías respiratorias
- Promueve la pérdida de grasa
- Relaja el sistema nervioso

RECOMENDACIÓN

- A LA TEMPERATURA DE UN TÉ
- EN AYUNAS
- TAMBIÉN SE PUEDE BEBER A LO LARGO DEL DÍA

SHOT DE JENGIBRE

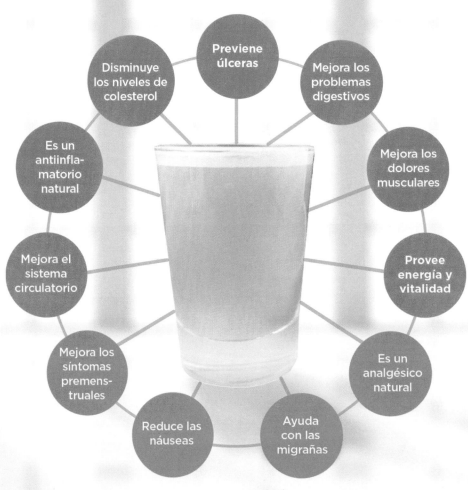

Previene úlceras

Disminuye los niveles de colesterol

Mejora los problemas digestivos

Es un antiinflamatorio natural

Mejora los dolores musculares

Mejora el sistema circulatorio

Provee energía y vitalidad

Mejora los síntomas premenstruales

Es un analgésico natural

Reduce las náuseas

Ayuda con las migrañas

RECOMENDACIÓN

- SIEMPRE EN AYUNAS   - UNA MEDIDA DE DOS TRAGOS
- CONSIDERA QUE SABE MUY FUERTE Y PICA

JUGO DE VERDURAS

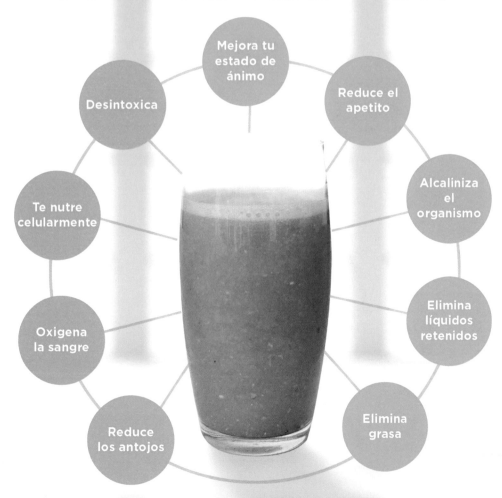

- Mejora tu estado de ánimo
- Reduce el apetito
- Desintoxica
- Alcaliniza el organismo
- Te nutre celularmente
- Elimina líquidos retenidos
- Oxigena la sangre
- Elimina grasa
- Reduce los antojos

RECOMENDACIÓN

- EN AYUNAS
- HAZLO EN EXTRACTOR
- NO MÁS DE UNA FRUTA POR VASO
- VARÍA LOS INGREDIENTES

CENA TEMPRANO
Y LIGERO

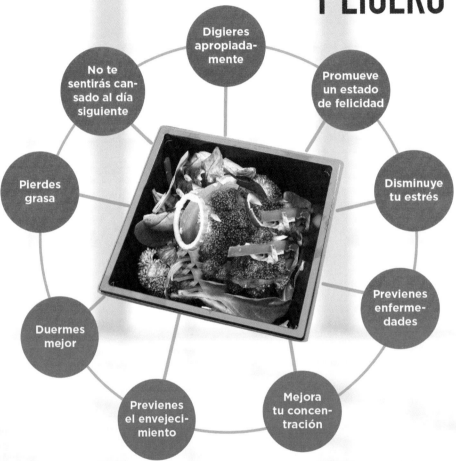

Digieres apropiada- mente

No te sentirás can- sado al día siguiente

Promueve un estado de felicidad

Pierdes grasa

Disminuye tu estrés

Duermes mejor

Previenes enferme- dades

Previenes el envejeci- miento

Mejora tu concen- tración

RECOMENDACIÓN

- ANTES DE LAS 8:00 P. M. – NO CENES PROTEÍNA ANIMAL   – PORCIONES PEQUEÑAS

Prepara tus
jugos de verduras

1 Base líquida

Pepino   Apio   Jicama

Chayote   Lechuga

2 Verduras
2-3 por vaso

Pimiento   Rábano   Calabacita

Hinojo   Espinaca   Col blanca   Col rizada   Acelga

3 Frutas
No más
de 1 fruta por vaso

Manzana   Pera   ½ taza de la fruta que prefieras

4 Sabor
Opcional

Limón   Jengibre

5 Extras
Opcional

Albahaca

Ajo   Páprika

Perejil   Cilantro

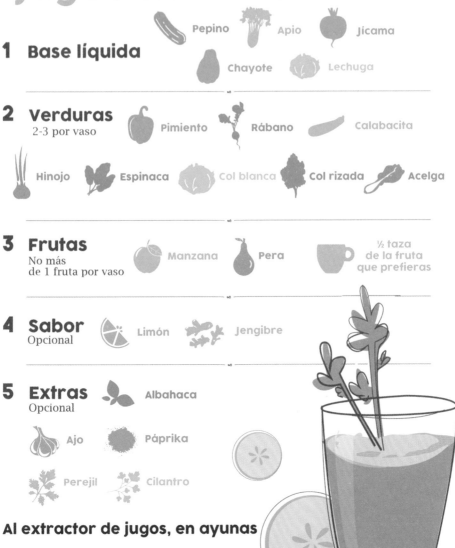

Al extractor de jugos, en ayunas

Bájale a la cafeína, mejor toma un

Pera

Beneficios:

- ✓ Es antiinflamatorio
- ✓ Da energía
- ✓ Disminuye la presión arterial
- ✓ Es alto en calcio
- ✓ Reduce el colesterol

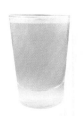

Mandarina

Beneficios:

- ✓ Refuerza las defensas
- ✓ Es antiinflamatorio
- ✓ Da energía
- ✓ Es antigripal
- ✓ Mejora la digestión
- ✓ Contiene ácido fólico natural

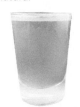

Manzana

Beneficios:

- ✓ Mejora la digestión
- ✓ Es antiinflamatorio
- ✓ Mejora la circulación
- ✓ Da energía
- ✓ Previene las migrañas

Uva

Beneficios:

- ✓ Disminuye la presión arterial
- ✓ Disminuye el colesterol malo
- ✓ Es antiinflamatorio
- ✓ Mejora la circulación

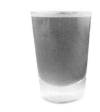

Naranja

Beneficios:

- ✓ Refuerza el sistema inmunológico
- ✓ Mejora la calidad de la piel
- ✓ Es antigripal
- ✓ Es antiinflamatorio

INGREDIENTES

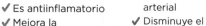

3 cm de jengibre

Elige la fruta que prefieras

 1 pera chica

 mandarina

 1 manzana chica

 taza de uvas

 1 naranja chica

shot de jengibre

Piña

Beneficios:

✓ Mejora la digestión
✓ Es antiinflamatorio
✓ Previene las úlceras gástricas
✓ Elimina los líquidos retenidos

Piña

Beneficios:

✓ Es antiinflamatorio
✓ Mejora la digestión
✓ Baja el colesterol
✓ Reduce los niveles de azúcar en la sangre
✓ Mejora la piel

Naranja

Beneficios:

✓ Es antiinflamatorio
✓ Es un antibiótico natural
✓ Es anticarcinógeno
✓ Es desintoxicante
✓ Es diurético
✓ Mejora la digestión

Manzana

Beneficios:

✓ Mejora el sistema circulatorio
✓ Es antiinflamatorio
✓ Es antioxidante
✓ Da energía
✓ Mejora la digestión

 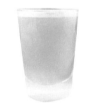 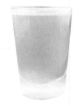 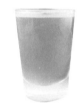

INGREDIENTES

 3 cm de jengibre

+

Elige la fruta que prefieras

taza de piña   taza de piña   1 naranja chica   1 manzana chica

+   +   +

1 cucharadita de cúrcuma   1 diente de ajo   1 cucharadita de moringa

Toma un *jugo de*

Abdomen plano

Beneficios:

- ✔ Elimina grasa
- ✔ Es alto en ácido fólico
- ✔ Alcaliniza
- ✔ Es alto en vitaminas y minerales
- ✔ Es antioxidante

Elimina líquidos retenidos

Beneficios:

- ✔ Alcaliniza
- ✔ Desintoxica
- ✔ Es alto en hierro
- ✔ Mejora la calidad de la piel
- ✔ Mejora la digestión

Hidratante

Beneficios:

- ✔ Es muy bueno después del ejercicio
- ✔ Alcaliniza
- ✔ Es antiinflamatorio
- ✔ Es alto en minerales
- ✔ Es alto en vitamina C

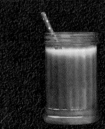
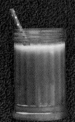

INGREDIENTES

 1 pepino
 1 limón
6 hojas de lechuga
3 ramas de albahaca
½ taza de arúgula

 1 taza de camote
1 pepino
 1 limón
2 tallos de apio
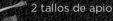 2 hojas de col rizada

 1 pepino
2 tallos de apio
 ½ taza de agua de coco
 1 naranja
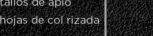 2 hojas de col rizada

verduras

Mejora la circulación

Beneficios:

- ✔ Desintoxica
- ✔ Alcaliniza
- ✔ Oxigena nuestro cuerpo
- ✔ Reduce el colesterol malo
- ✔ Equilibra el pH

Brinda energía

Beneficios:

- ✔ Es antioxidante
- ✔ Ayuda a producir glóbulos rojos
- ✔ Es hidratante
- ✔ Ayuda a absorber los nutrientes
- ✔ Es alto en vitaminas

Reduce la glucosa

Beneficios:

- ✔ Elimina los líquidos retenidos
- ✔ Es hidratante
- ✔ Alcaliniza
- ✔ Mejora la circulación
- ✔ Elimina las toxinas

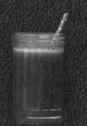 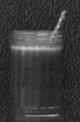 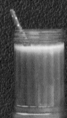

INGREDIENTES

1 limón	
½ betabel	
1 zanahoria	
3 hojas de col rizada	
3 tallos de apio	
½ pepino	

1 zanahoria	
½ betabel	
6 hojas de lechuga	
2 tallos de apio	
1 limón	
1 pepino	

1 chayote	
1 pepino	
1 limón	
1 manzana	
3 hojas de col rizada	
1 tomate verde	

Toma un

Eliminación matutina

Beneficios:

- ✓ Alcaliniza
- ✓ Mejora la digestión
- ✓ Mejora el sistema inmunológico
- ✓ Es antioxidante
- ✓ Es alto en vitaminas A, C y K

- 1 manzana
- 1 taza de leche vegetal
- 1 cucharada de crema de cacahuate
- 1 cucharada de linaza
- 2 hojas de col rizada (sin tallo)
- 1 cucharada de miel de abeja (opcional)

Abdomen plano

Beneficios:

- ✓ Tonifica músculos
- ✓ Es antioxidante
- ✓ Elimina las toxinas del cuerpo
- ✓ Mejora la piel
- ✓ Es diurético

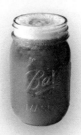

- 2 hojas de col rizada
- 1 cucharada de linaza
- ½ pepino picado
- 1 toronja sin cáscara
- 1 taza de agua
- 2 dátiles

Elimina grasa

Beneficios:

- ✓ Reduce el colesterol
- ✓ Es alto en aminoácidos
- ✓ Tiene un alto contenido de vitamina C
- ✓ Hidrata la piel
- ✓ Fortalece el sistema inmunológico

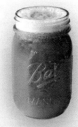

- ½ taza de nopal
- ½ pepino picado
- 1 naranja, sin cáscara
- 1 taza de agua
- 1 cucharada de chía
- 2 dátiles

licuado

Hidratante

Beneficios:

- ✓ Mejora la digestión
- ✓ Es antioxidante
- ✓ Reduce el colesterol malo
- ✓ Mejora la piel
- ✓ Fortalece el sistema inmunológico

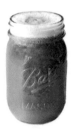

- 1 manzana
- 10 almendras
- 1 cucharada de miel de abeja
- 1 hoja de col rizada
- 1 taza de agua de coco

Mejor digestión

Beneficios:

- ✓ Mejora la circulación
- ✓ Alcaliniza el organismo
- ✓ Es alto en aminoácidos
- ✓ Mejora el sistema inmunológico
- ✓ Es antiinflamatorio

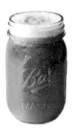

- ½ taza de piña
- 1 cucharada de nopales crudos picados
- 1 cucharada de sábila
- 1 cucharada de jengibre
- 1 cucharada de miel de abeja
- 1 taza de agua
- Hielo, al gusto

Más energía

Beneficios:

- ✓ Mejora la presión arterial
- ✓ Reduce los antojos
- ✓ Mejora la función cerebral
- ✓ Es alto en hierro
- ✓ Disminuye el colesterol malo

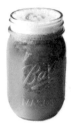

- 1 plátano
- 1 taza de leche vegetal
- ½ cucharadita de cacao en polvo
- 1 cucharada de chía
- 2 hojas de espinaca (sin tallo)
- 6 gotas de stevia (opcional)

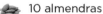

¡Almacena tus jugos!

Los nutrientes que se pierden realmente son los que no se consumen,
así que no pongas pretextos, ¡ALMACENA TUS JUGOS Y LLÉVATELOS!

LLENA EL TERMO AL TOPE PARA REDUCIR LOS ESPACIOS DE AIRE

TERMO

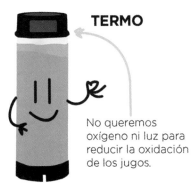

No queremos oxígeno ni luz para reducir la oxidación de los jugos.

AGREGA HIELO

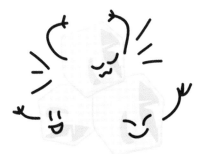

Esto reduce la oxidación por el cambio de temperatura.

AÑADE LIMÓN

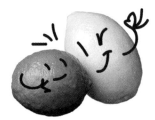

Sea verde o amarillo, agrega limón para que no se oxide y conserve su sabor, pues tiende a variar con las horas transcurridas.

NO MÁS DE 15 HORAS

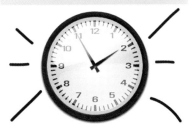

No lo tomes después de 15 horas de haberlo preparado.

¿Cómo hacer un jugo en 5 minutos?

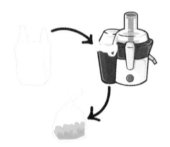

1 Coloca una bolsa en el depósito de bagazo. Al terminar de hacer tu jugo, sólo retira la bolsa con el residuo y listo.

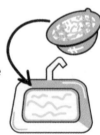

2 Llena la tarja de la cocina con agua y un poco de jabón. Cuando termines de hacer el jugo, sumerge inmediatamente el cortador del extractor para que no tengas que tallar.

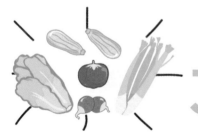

3 Elige verduras prácticas.

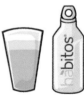

4 Haz una doble porción. Toma un jugo matutino y el resto almacénalo en un termo para beberlo más tarde.

Las ricas verduras,

Jitomate

✓ Sin rabo

✓ Es alto en magnesio, fibra potasio y vitaminas A, C y K

Pimiento amarillo

✓ Sin semillas ni rabo

✓ Es alto en fibra, potasio, magnesio y vitaminas A, B_6 y C

Coliflor

✓ Completa

✓ Es alta en proteína, magnesio, fibra, potasio y vitaminas B_6, C y K

Espinacas

✓ Añádelas antes del pepino o cualquier verdura que suelte mucho jugo

✓ Son altas en proteína, fibra, calcio, hierro, magnesio, potacio y vitaminas A, B_6, C, E y K

Apio

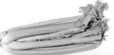

✓ El tallo completo, con hojas

✓ Tiene un alto contenido de sodio, potasio, hierro, magnesio y vitaminas A, B_6, C y E

Albahaca

✓ Añádela antes del pepino o cualquier verdura que suelte mucho jugo

✓ Es alta en potasio, calcio y vitaminas A y C

¿cómo se hacen jugo?

Betabel

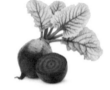

✔ Pelado, con hojas

✔ Es alto en magnesio, potasio, hierro, sodio y vitamina A

Tomate verde

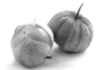

✔ Entero, sin la cáscara seca

✔ Es alto en vitaminas B_9 y C

Lechuga

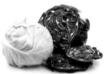

✔ Añádela antes del pepino o cualquier verdura que suelte mucho jugo

✔ Es alta en carotenos y vitaminas B_9 y C

Berros

✔ Añádelos antes del pepino o cualquier verdura que suelte mucho jugo

✔ Son altos en calcio, hierro, yodo y vitaminas A, B9, C y E

Col

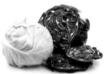

✔ Completa

✔ Es alta en vitaminas B_1, B_9 y C

Zanahoria

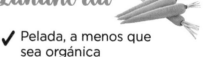

✔ Pelada, a menos que sea orgánica

✔ Es alta en potasio, carotenos y vitamina A

Licuado verde

Beneficios: desayuno completo, para llevar, alcalinizante, alto en fibra y crudo

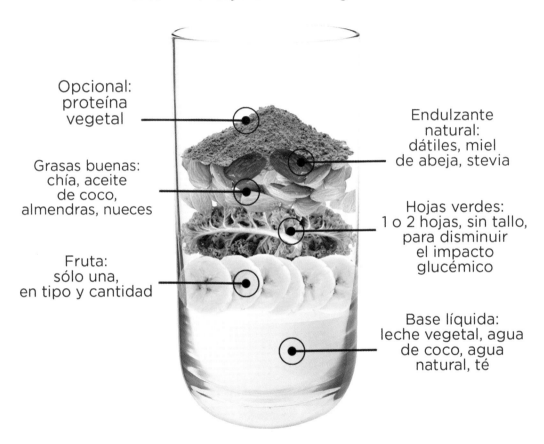

Opcional:
proteína
vegetal

Grasas buenas:
chía, aceite
de coco,
almendras, nueces

Fruta:
sólo una,
en tipo y cantidad

Endulzante
natural:
dátiles, miel
de abeja, stevia

Hojas verdes:
1 o 2 hojas, sin tallo,
para disminuir
el impacto
glucémico

Base líquida:
leche vegetal, agua
de coco, agua
natural, té

Instrucciones:

**Todo a la licuadora - Hazlo con pocos ingredientes
para no complicar tu digestión - Mastícalo**

MASTICA
mucho tus
ALIMENTOS

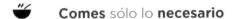

😃 BENEFICIOS:

- **Comes** sólo lo **necesario**
- **Evitas** comer hasta **"llenarte"**
- **Facilitas** la **digestión**
- Te sientes **ligero** y con **energía después** de **comer** (como debe ser)
- **Disfrutas** más de la **comida**
- Puedes **decidir** mejor si quieres **comer** más o **parar**
- Promueve la **pérdida de peso**

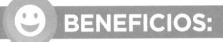

✓ CONSEJOS:

1 **No** tomes otro **bocado** hasta **asegurarte** de que no queda **nada** del primero **en tu boca.**

Después de tomar el bocado, **deja los cubiertos en la mesa** hasta que vayas a comer el siguiente. **2**

Un **HÁBITO** sencillo que nos **brinda**
GRANDES BENEFICIOS

AL COMER NO TE LLENES

COMER HASTA LLENARTE DIFICULTA LA DIGESTIÓN

UNA MALA DIGESTIÓN SIGNIFICA:

MALA ABSORCIÓN DE NUTRIENTES

TOXICIDAD EN EL ORGANISMO

ALMACENAMIENTO DE GRASA

Estar "lleno" (con malestar e inflamación), aun si es con alimentos saludables y naturales, **provoca lo anterior.**

DEJA 20% DE TU ESTÓMAGO VACÍO

CONSEJOS:

✓ Mastica mucho tus alimentos para saber de verdad cuándo ya no sientes hambre.

✓ Al comer rápido siempre comerás más de la cuenta.

LLENA SÓLO 80% DE TU ESTÓMAGO

COME ÚNICAMENTE CUANDO SIENTAS HAMBRE

CRISIS CURATIVA

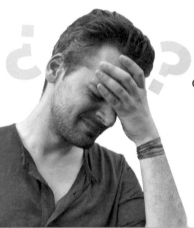

¿Por qué si comencé a comer saludable y a tomar jugos verdes **me siento mal**?

La **crisis curativa** es una reacción natural del organismo al depurarse y desintoxicarse, y se presenta como debilidad o desmejoría transitoria.

Tomó años llegar a tu estado de salud actual, por lo que es natural pasar por este proceso para recuperar tu salud. Ten paciencia y sigue con tus hábitos.

¡Es sólo temporal!

POSIBLES SÍNTOMAS TEMPORALES

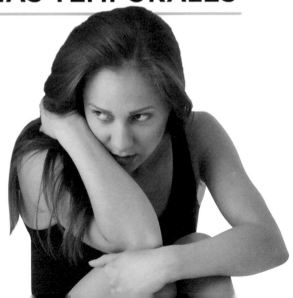

- Dolor de cabeza
- Erupciones en la piel
- Inflamación y gases
- Diarrea y estreñimiento
- Mal aliento y sabor metálico
- Náuseas
- Ansiedad
- Reflujos
- Boca seca
- Cansancio

¿SABÍAS QUE

si cambias **una comida al día** por **ALIMENTOS NATURALES CRUDOS**...

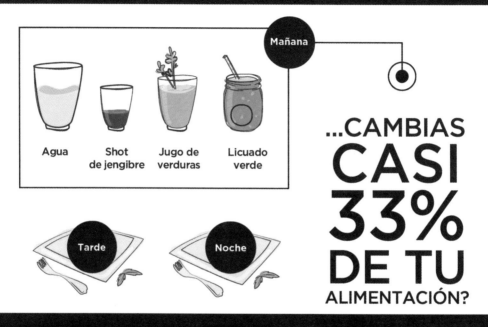

Mañana

Agua

Shot
de jengibre

Jugo de
verduras

Licuado
verde

Tarde

Noche

...CAMBIAS
CASI
33%
DE TU
ALIMENTACIÓN?

Qué fácil, ¿VERDAD?

Comienza una
mañana ligera con
buenos hábitos y

RECUPERA 33%
DE TU SALUD

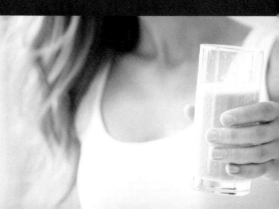

EVITA COMER DISTRAÍDO, YA QUE...

Tiendes a comer de más. En 20 minutos le llega el mensaje a tu cerebro de que ya estás satisfecho.

¡!

Si comes de más en esos 20 minutos, quedarás lleno, con sus merecidas consecuencias.

PROVOCAS:

- Mala digestión
- Almacenamiento de grasa
- Toxicidad en el organismo
- Inflamación

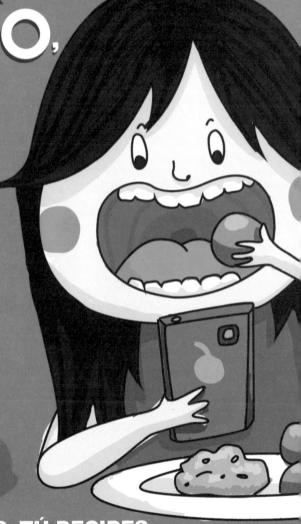

CADA QUE COMES, TÚ DECIDES.

¡DECIDE ESTAR SALUDABLE!

VINAGRE DE MANZANA ORGÁNICO
(CON LA "MADRE")

Beneficios

- Mejora la digestión
- Depura el organismo
- Ayuda a reducir los niveles de glucosa
- Disminuye los niveles altos de colesterol malo
- Disminuye la presión arterial
- Promueve la pérdida de grasa

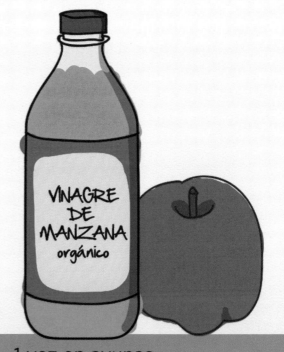

¿Cómo se toma?

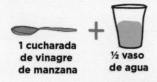

1 cucharada de vinagre de manzana + **½ vaso de agua**

- 1 vez en ayunas
- 1 vez antes de dormir
- Puede sustituir al shot

NUNCA LO TOMES SIN DILUIR

BEBÉS
Y niños

MITOS DEL *embarazo*

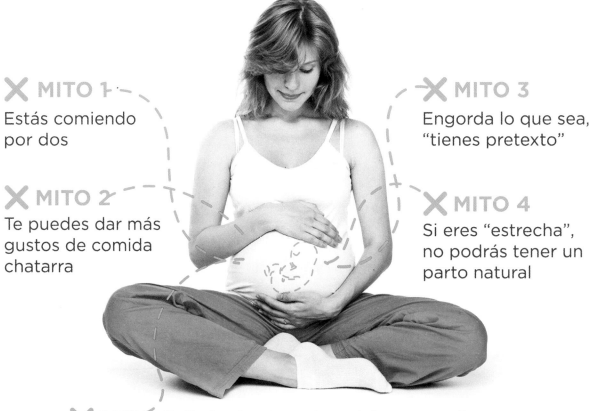

✗ MITO 1

Estás comiendo
por dos

✗ MITO 2

Te puedes dar más
gustos de comida
chatarra

✗ MITO 3

Engorda lo que sea,
"tienes pretexto"

✗ MITO 4

Si eres "estrecha",
no podrás tener un
parto natural

✗ MITÓ 5 Todos los "antojos" deben cumplirse

MITOS DE LA LACTANCIA

"ME AGARRA **DE CHUPÓN.**"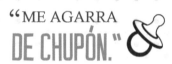

"TENGO QUE COMPLETAR **CON FÓRMULA PORQUE** NO SE LLENA."

"SE DEBE LACTAR **CON HORARIO ESTRICTO.**"

"SE QUEDA CON HAMBRE EL NIÑO."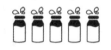

"SI ESTÁS LACTANDO, necesitas tener una dieta muy estricta."

"LA LACTANCIA ES MUY DEMANDANTE."

"DESPUÉS DE LOS 6 MESES **LA LECHE YA NO ESTÁ BUENA.**"

"UNA LACTANCIA A DEMANDA HACE A LOS NIÑOS DEPENDIENTES."

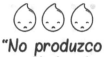 *"No produzco suficiente* l e c h e."

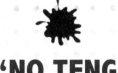 **"NO TENGO** BUENA LECHE."

 "EL BEBÉ ES ALÉRGICO A LA LECHE MATERNA."

Beneficios de la **lactancia**

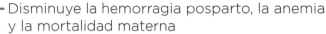

Información de UNICEF

PARA LA MUJER

- Disminuye la hemorragia posparto, la anemia y la mortalidad materna

- Reduce el riesgo de cáncer (senos y ovarios)

- Incrementa el apego entre la madre, el hijo y la familia

PARA LA FAMILIA

- Disminuye el riesgo de enfermedad en los niños (alergias, sobrepeso, reflujo, cólicos, etc.)

- Se ahorra dinero al no comprar fórmulas, teteros, chupones, etcétera

- Integra a la familia, promueve la seguridad y la autoestima del niño, así como su salud emocional futura

PARA EL PAÍS

- Disminuye los gastos en salud

- Las madres que amamantan contribuyen a que el país tenga niños más sanos, inteligentes y seguros de sí mismos

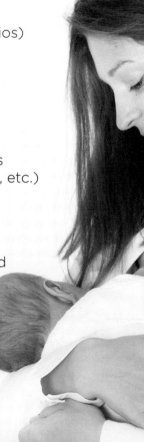

RECOMENDACIONES PARA TENER
UN BEBÉ SALUDABLE

UN COMIENZO SALUDABLE

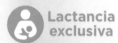 **Lactancia exclusiva**

Mínimo 6 meses. Lo ideal es más de un año.

 No lo dejes llorar

¿De verdad crees que un bebé sabe "manipular"?

 Cuando sea momento, dale agua natural

Estamos programados para disfrutar el consumo del agua. Si no le gusta, es porque el gusto inicial está distorsionado por otros hábitos impuestos.

EN LA ABLACTACIÓN DALE ALIMENTOS FRESCOS Y NATURALES

   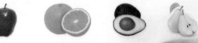

 No embutidos

 No cereales o galletitas de caja "para bebé"

 No comidas empacadas como alimento regular

 No agüitas ni jugos industriales, y jamás refresco

 No fórmulas comerciales

TODO ESTO REQUIERE TIEMPO Y ESFUERZO, PERO...

¿QUÉ NO SE TRATA DE ESO SER MAMÁ Y PAPÁ?

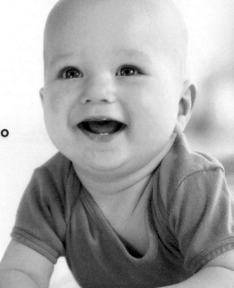

SU SALUD ES LA MEJOR HERENCIA

Papillas
PARA EL ESTREÑIMIENTO

BEBÉ (8 MESES)

LA CANTIDAD DE PAPILLA QUE COMA VARÍA DE NIÑO A NIÑO

PAPILLA 1

 + 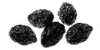 =

5 ciruelas pasas (sin hueso) ⅓ de taza de agua Caliéntalas a fuego bajo, hasta deshacerlas, y muélelas con una licuadora de mano

PAPILLA 2

 + =

¼ de taza de mango ¼ de taza de papaya Muélelo en crudo con una licuadora de mano

PAPILLA 3

 + =

¼ de taza de avena (previo remojo, cocida) ¼ de taza de papilla 1 Muélelo con una licuadora de mano

SI ESTÁ MUY ESTREÑIDO

Suplementa con 1 cucharadita de aceite de coco en la noche.

No te excedas en la cantidad de alimento. Están probando comida nada más.

No olvides darle suficiente agua natural.

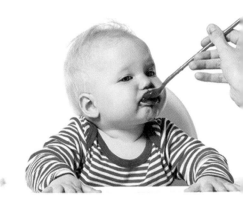

Niños que AYUDAN en CASA...

Beneficios

Aumentan su **autoestima** y **seguridad**

Aprenden **responsa-bilidades**

Reafirman sus **habilidades motoras**

Se **sienten valorados** como integrantes de la familia

Desarrollan habilidades para **trabajar en equipo**

Promueven la organización y el orden en sus demás actividades

Comienzan a formar un sano concepto de **disciplina e independencia**

¿Cómo empezar?

Elige una **tarea** acorde a su edad

Los niños **aprenden** por **imitación**, enséñales cómo se hace

Elogia el **esfuerzo, no** el **resultado**

Cuando lo hagan solos, **acompáñalos y supervísalos** siempre

Al inicio, **haz con ellos** varias veces la **actividad** para que se sientan apoyados

Evita criticar el resultado (cualquiera que sea), son niños y poco a poco mejorarán

Algunas actividades

Ordenar sus juguetes después de usarlos	**Ayudar a recoger y limpiar la mesa después de comer**	**Organizar su habitación**	**Llevar su ropa al cesto de ropa sucia**
Ayudar en la prepa-ración de alimentos (siempre con supervisión)	**Separar juguetes que no usan para donar**	**Ordenar y guardar su ropa**	**Darle de comer a la mascota**

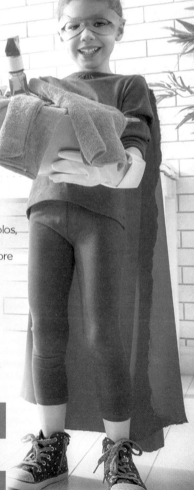

¿Quieres que UN NIÑO TE ESCUCHE?
-Ponte a su nivel-

Beneficios

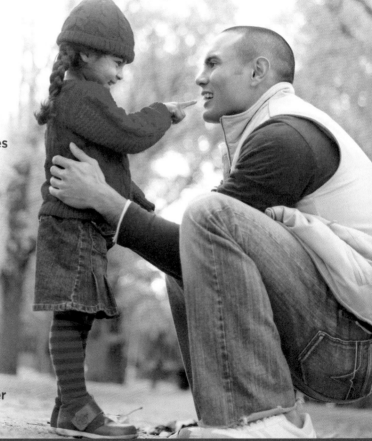

- ♥ Promueve su autoestima
- ♥ Genera comunicación efectiva
- ♥ Le da confianza al expresarse
- ♥ Le muestra el interés que tienes de escucharlo
- ♥ Es un aprendizaje de igualdad
- ♥ Promueve la inteligencia emocional
- ♥ Genera la comunicación no verbal y la empatía
- ♥ Hay concentración (de ambas partes) en la conversación
- ♥ Transmite calma y serenidad
- ♥ El contacto visual le hace saber que estás escuchándolo

DEMUÉSTRALE QUE TE IMPORTA LO QUE DICE

Una crianza feliz

1 Lo que tu hijo piense de sí mismo le abrirá más puertas que sus calificaciones. Ayúdalo a cultivar una autoestima sana.

3 Enséñale a perdonar rápido Y A DAR LAS GRACIAS TODOS LOS DÍAS.

Reconoce SUS ESFUERZOS Y VALIDA SUS EMOCIONES. **2**

4 Lo que tiene para decir *importa, y mucho.* CUANDO HABLE, ESCÚCHALO.

HAZLE SABER QUE TU AMOR **5** ES ETERNO E INCONDICIONAL.

DILE "no" menos **6** veces.

7 Evita criticarlo y recuérdale que **todos nos equivocamos** para aprender.

8 *Que tu hijo ame estar en casa.* Que sienta que ahí pertenece, que nadie lo juzga.

DEJA DE GASTAR TANTO **9** DINERO EN JUGUETES, PRONTO DEJARÁN DE IMPORTARLE.

10 CUELGA FOTOS DONDE SE VEA HACIENDO ALGO BIEN y fotos donde se sienta querido.

11 *Enfócate en todo lo que hace bien.* HAZLE SABER QUE ESTÁS orgulloso. Pídele consejos.

12 Dale la oportunidad DE QUE SE CONVIERTA EN UNA AUTORIDAD EN ALGO.

13 *Enséñale a relajarse, a respirar pensando en una "idea feliz".*

16 Date permiso para NO SER PERFECTO. Confía en tus instintos.

14 Mantente cerca pero no encima. No le hagas la tarea. No pidas perdón por él. NO TOMES SUS DECISIONES.

15. EDÚCALO A OBTENER PARA REPARTIR. QUE SIENTA LA SATISFACCIÓN DE AYUDAR A LOS DEMÁS.

17 APAGA EL CELULAR. TE ESTÁS DISTRAYENDO DEL REGALO MÁS GRANDE QUE TE DIO LA VIDA.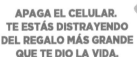

18 NUNCA COMPARES A TU HIJO, NO EXISTE UN NIÑO IGUAL.

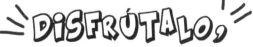 DISFRÚTALO, no será niño toda la vida.

QUE MIENTRAS MÁS SANO ESTÉS, MÁS DISFRUTAS TU INFANCIA.

CUANDO TIENES **BUENOS HÁBITOS TUS HIJOS APRENDEN A:**

HACER *elecciones* SALUDABLES

QUE EL EJERCICIO ES BÁSICO PARA CONSERVAR **LA MOVILIDAD.**

QUE NO SÓLO PORQUE TENGA BUEN SABOR TE LO DEBES COMER.

QUE TU CUERPO ES TU "VEHÍCULO" Y LO DEBES CUIDAR.

QUE COMER TE DEBE HACER **SENTIR BIEN, NO AL CONTRARIO.**

COMER ES UNA **PARTE FUNDAMENTAL DE LA VIDA.**

LA COMIDA VIENE **DE LA NATURALEZA,** NO DE UNA FÁBRICA.

QUE LO DULCE NOS GUSTA A TODOS Y HAY OPCIONES CON SABOR DULCE, PERO SALUDABLES.

QUE COMER SANO ES POR SALUD Y NO POR IMAGEN.

Que comer saludable *es lo normal.*

LA MEJOR COMIDA SE HACE EN CASA.

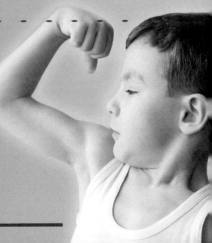

Que consumir frutas y verduras diariamente es NECESARIO PARA *estar saludable.*

QUE LOS ALIMENTOS NUTREN TU CUERPO, **NO SÓLO QUITAN** EL HAMBRE .

CUÉNTALES UN CUENTO *porque...*

💡 **DESARROLLA SU CREATIVIDAD**

😊 **SE CONECTA CON SUS EMOCIONES**

🧠 **AUMENTA SU CONCENTRACIÓN**

📖 **ESTIMULA SU APRENDIZAJE**

🧠 **MEJORA SU MEMORIA**

⚡ **REDUCE EL ESTRÉS Y LA ANSIEDAD**

📚 **APRENDE EL HÁBITO DE LA LECTURA**

👪 **PROMUEVE LA CRIANZA CON APEGO**

QUE SE DUERMA CON UN CUENTO, NO CON LA TELEVISIÓN

Déjalos moverse
porque...

Se mantienen en forma y previenen la obesidad

Desarrollan su creatividad

Los pone de buen humor

Mejoran su concentración, memoria y procesos de aprendizaje

Les ayuda a desarrollar huesos, músculos y articulaciones fuertes

Reducen su estrés y ansiedad

Refuerzan su sistema inmunológico

Fortalecen sus órganos internos

Sácalos al aire libre, llévalos al parque...
EL MOVIMIENTO ES SU DISEÑO ORIGINAL

9 RAZONES PARA
abrazar a
NUESTROS HIJOS

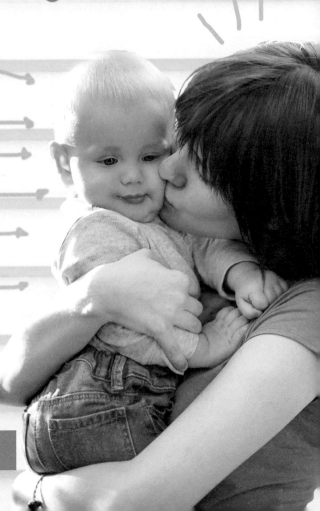

Desarrolla sus EMOCIONES POSITIVAS

Les transmite CALMA

Refuerza su AUTOESTIMA

Les brinda SEGURIDAD

Se sienten AMADOS

Tienen una sensación de PROTECCIÓN

Les da PAZ

Saben que son COMPRENDIDOS

Promueve la unión familiar

ESTO NO ES UN "LUJO" NI UN "PREMIO", los niños no lo necesitan

¿Sabías que "el impacto que provoca el consumo de bebidas azucaradas en el CEREBRO DE LOS NIÑOS y adolescentes es mayor y distinto al que causa en los adultos"?

"En los niños impacta más en las áreas de toma de decisiones y de motivación, mientras que en los adultos esto es bajo", de acuerdo con un estudio de la Escuela de Medicina de la Universidad de Yale.

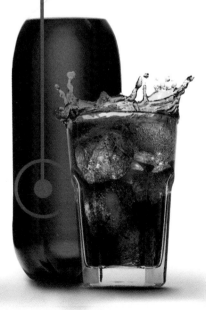

POR FAVOR, NO LE DES REFRESCOS NI BEBIDAS AZUCARADAS A UN NIÑO

CONSUMIDOR DE NIÑO, CONSUMIDOR DE ADULTO

DÉFICIT
DE ATENCIÓN E
HIPERACTIVIDAD

Este padecimiento se da principalmente en los niños y se caracteriza por una incapacidad para concentrarse o poner atención. A menudo se asocia con problemas de comportamiento.

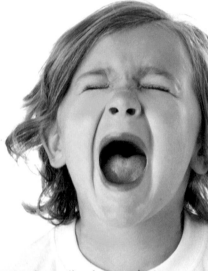

AUMENTA EL CONSUMO DE

FRUTAS Y VERDURAS

HOJAS VERDES

ALGAS MARINAS

GRANOS Y SEMILLAS

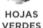
AVENA Y LINAZA

SEMILLAS DE CALABAZA

LECHUGA, AGUACATE Y ZANAHORIA

CREMA DE CACAHUATE

EVITA (AUN CON LA AYUDA DEL MEDICAMENTO)

PRINCIPALMENTE ALIMENTOS ALTAMENTE PROCESADOS

CONSERVADORES, COLORANTES Y ADITIVOS

CAFEÍNA (CHOCOLATES Y REFRESCOS)

EMBUTIDOS Y LÁCTEOS

SAL PROCESADA Y SULFITOS

Antes de medicarlo, asegúrate de que la razón de su problema no sea alguna de las siguientes

POSIBLES CAUSAS:

- ALERGIAS A COMIDAS
- SENSIBILIDAD A QUÍMICOS
- SENSIBILIDAD A ADITIVOS EN LOS ALIMENTOS
- ALTO CONSUMO DE REFRESCOS Y BEBIDAS AZUCARADAS
- ALERGIAS E INTOLERANCIA AL TRIGO (GLUTEN) Y A LOS LÁCTEOS
- ABUSO DE COMIDA PROCESADA Y AZÚCAR REFINADA
- DEFICIENCIA NUTRICIONAL (VITAMINA B6, MAGNESIO Y ZINC)
- NIVELES INESTABLES DE AZÚCAR EN LA SANGRE
- ESTRÉS Y ANSIEDAD INFANTIL

SUPLEMENTA CON:

MAGNESIO • ZINC • OMEGA-3 • COMPLEJO DE VITAMINA B • VITAMINA C

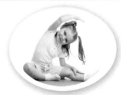
RECOMENDACIONES

-Revisa intolerancias alimentarias y alergias
-Promueve el juego al aire libre, el ejercicio diario y la concientización para niños

Estar inquieto, preguntar todo, saltar por todos lados y jugar mucho son comportamientos de un niño normal.

Razones por las que
UN NIÑO NO DEBE
TENER UNA TABLETA

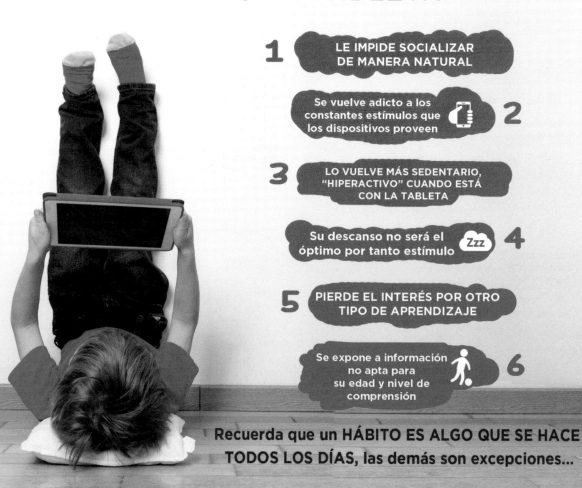

1 LE IMPIDE SOCIALIZAR DE MANERA NATURAL

Se vuelve adicto a los constantes estímulos que los dispositivos proveen **2**

3 LO VUELVE MÁS SEDENTARIO, "HIPERACTIVO" CUANDO ESTÁ CON LA TABLETA

Su descanso no será el óptimo por tanto estímulo **4**

5 PIERDE EL INTERÉS POR OTRO TIPO DE APRENDIZAJE

Se expone a información no apta para su edad y nivel de comprensión **6**

Recuerda que un HÁBITO ES ALGO QUE SE HACE TODOS LOS DÍAS, las demás son excepciones...

Saca a los NIÑOS al AIRE LIBRE porque...

1 **Desarrollan huesos más fuertes** y tienen menor riesgo de cáncer: Los niños que pasan más tiempo encerrados no obtienen suficiente sol y tienen deficiencia de vitamina D.

2 **Son niños más saludables:** Una hora mínimo de juego al día es básica para evitar la obesidad y la diabetes infantil.

3 **Mejora su visión:** Estudios recientes encuentran que los niños que juegan al aire libre tienen menos incidencia en el uso de lentes.

4 **Menor depresión infantil e hiperactividad:** Tiempo en la naturaleza (incluso parques de la ciudad) calma a los niños.

5 **Les da mayor tolerancia y hacen menos berrinches:** Los niños que ven televisión y videojuegos todo el día tienen menos tolerancia, paciencia y atención.

6 **Son más amigables:** Los niños que juegan al aire libre se relacionan unos con otros y crean juegos juntos, lo que mejora sus habilidades sociales.

7 **Son más creativos:** Los niños que juegan al aire libre son más dados a tener imaginación, invención y creatividad para jugar con elementos naturales.

8 **Menos agresivos:** Los niños que no están frente a la violencia de la televisión y las caricaturas y videojuegos notan que el comportamiento violento no soluciona los problemas.

9 **Mejores calificaciones en la escuela:** Cuerpos sanos y mentes sanas que son el resultado del juego al aire libre se desarrollan mejor en la escuela.

10 **Mayor esperanza de vida adulta sana:** Los doctores estiman que los niños sedentarios y con obesidad pierden entre 3 y 5 años de su esperanza de vida.

PROPUESTAS SALUDABLES
- para una -
Fiesta infantil

LOS CUMPLEAÑOS y "piñatas" **NO** tienen que ser sinónimo de "**CARGA DE AZÚCAR,** dulces y refrescos".

Menú

1. Quesadillas + frijoles + guacamole
2. Tamales de frijoles + guacamole
3. Sándwich con aguacate y jitomate (sin embutidos)
4. Nuggets de pollo caseros
5. Empanadas de verduras o de elote
6. Pizzitas caseras
7. Burritos caseros
8. Flautas rellenas de pollo, zanahoria y papa

Aguas naturales

Naranja
Jamaica
Limón

Bolsitas

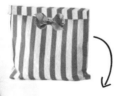

Cambia los dulces por "regalitos" sencillos y accesibles. Puedes agregar 1 o 2 dulces máximo por bolsita (ya hay versiones sin colorantes y sin aditivos dañinos para los niños).

Colaciones

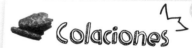

1. Elote con limón y chile
2. Palomitas
3. Nueces garapiñadas
4. Jícama y pepino con chile y limón
5. Panquecitos saludables (plátano, zanahoria y nueces)
6. Paletas de hielo con fruta natural

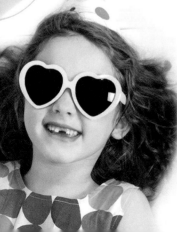

**Los niños necesitan poco para divertirse.
¡Ayúdalos a tener una infancia sencilla!**

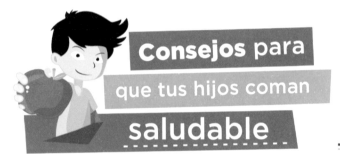

Consejos para
que tus hijos coman
saludable

REPORTA SU ESCUELA
SI VENDE CHATARRA.
*YA ESTÁ PROHIBIDO,
Y LA ESCUELA DEBE APOYAR
TUS ESFUERZOS EN CASA.*

EVITA TENERLES
MUY A LA MANO
ALIMENTOS "NO SALUDABLES".

**SÉ UN VIVO
EJEMPLO**
del cambio.

**CAMBIA PRIMERO TÚ,
O NO TENDRÁ CONGRUENCIA
NI SENTIDO TU MENSAJE.**

LOS HÁBITOS BUENOS Y MALOS
TARDAN TIEMPO EN ARRAIGARSE,
TEN PACIENCIA.

CÁMBIALES UNA O DOS
cosas por semana,
NO TODO DE JALÓN.

Siempre ten a la mano
opciones saludables; si no,
¿cómo las pueden tomar?

EXPLÍCALES LAS RAZONES DEL CAMBIO.
ENTIENDEN TODO SI LES HABLAS A SU NIVEL.

*NO SEAS RADICAL. CAMBIA LO
QUE SE AJUSTE A TU TIEMPO,
PRESUPUESTO Y ESTILO DE VIDA.*

Ofrece alimentos
SALUDABLES DE
formas **divertidas.**

**NO PREMIES NI CASTIGUES
POR COMER LO
QUE TÚ QUIERES.**

NO DES COMO PREMIOS LA COMIDA
NO SALUDABLE. SI LO HACES,
EL MENSAJE SERÁ CONFUSO PARA ÉL.

NO INSISTAS MÁS DE LA CUENTA.

NO TE ECHES LA CULPA DE SUS HÁBITOS ACTUALES,
LO QUE PASÓ, PASÓ, Y AHORA A CAMBIAR.

*EXPLICA LOS BENEFICIOS
QUE LE TRAERÁ CAMBIAR.*

DALE OPORTUNIDAD
de explorar en la cocina
JUNTO CONTIGO.

No asocies la comida
SALUDABLE CON "DIETA"
ni con momentos de
"PELEA" EN LA MESA.

No lo obligues a comer de más
sólo porque sea saludable.

NO ESPERES DE ELLOS ALGO QUE NO ESPERAS DE TI .

CONSEJOS PARA PREPARAR UN
ALMUERZO SALUDABLE

realmente saludable

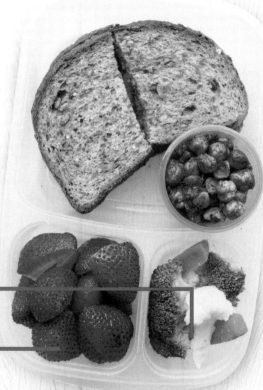

Evita mandarle refrescos y juguitos

o aguas industriales de sabor, que no hidratan pero sí lo llenan de azúcar e ingredientes asociados con alterar su comportamiento.

Revisa los ingredientes de los productos comerciales

que les mandes. No sólo leas la publicidad (ésa siempre dirá lo que quieres leer).

Siempre incluye 1 pieza de fruta y verduras,

se irá acostumbrando anque no se la coma al principio.

Manda aguas de sabor caseras.

El empaque y la forma es todo para ellos,

sé creativa. Con simples formas y colores se animarán a comerlo.

Evita los alimentos altamente procesados

que son altos en azúcar, colorantes, conservadores y sodio.

Ponte de acuerdo con otras mamás

para hacer galletas y colaciones caseras con ingredientes de calidad, y así no siempre tendrás que hacerlas tú.

Recuerda que mientras más seamos conscientes y hagamos esto, mejores opciones tendrán nuestros hijos disponibles en la escuela.

FÓRMULA PARA ARMAR EL
almuerzo saludable
DE TUS HIJOS

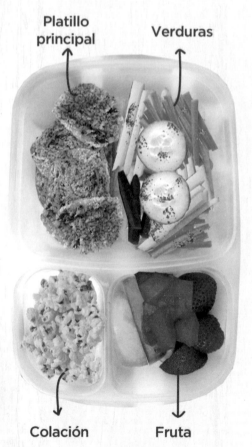

Platillo principal

Verduras

Colación

Fruta

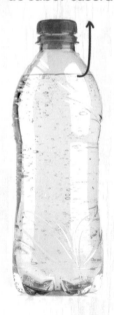

Agua natural o agua de sabor casera

RECUERDA QUE EN LAS ESCUELAS ESTÁ PROHIBIDO VENDER COMIDA CHATARRA DE LUNES A JUEVES. ¿QUIERES REPORTAR ANÓNIMAMENTE UNA ESCUELA?
Ingresa a www.miescuelasaludable.org

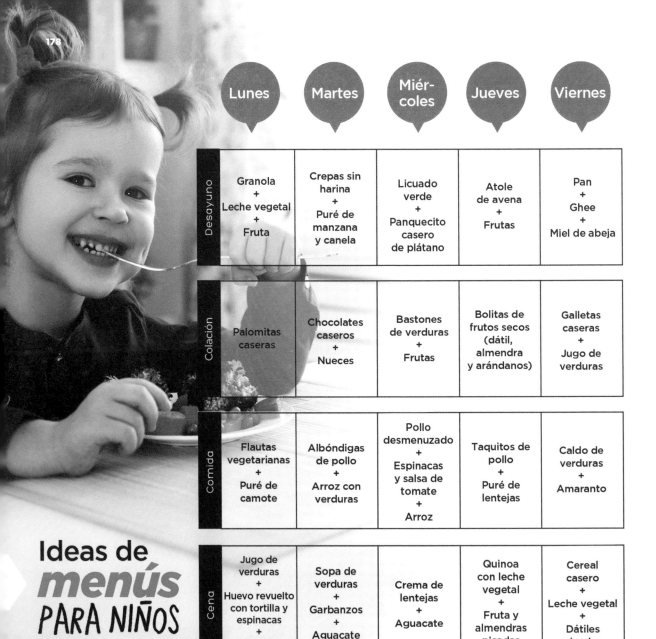

	Lunes	Martes	Miér-coles	Jueves	Viernes
Desayuno	Granola + Leche vegetal + Fruta	Crepas sin harina + Puré de manzana y canela	Licuado verde + Panquecito casero de plátano	Atole de avena + Frutas	Pan + Ghee + Miel de abeja
Colación	Palomitas caseras	Chocolates caseros + Nueces	Bastones de verduras + Frutas	Bolitas de frutos secos (dátil, almendra y arándanos)	Galletas caseras + Jugo de verduras
Comida	Flautas vegetarianas + Puré de camote	Albóndigas de pollo + Arroz con verduras	Pollo desmenuzado + Espinacas y salsa de tomate + Arroz	Taquitos de pollo + Puré de lentejas	Caldo de verduras + Amaranto
Cena	Jugo de verduras + Huevo revuelto con tortilla y espinacas + Frijoles	Sopa de verduras + Garbanzos + Aguacate	Crema de lentejas + Aguacate	Quinoa con leche vegetal + Fruta y almendras picadas	Cereal casero + Leche vegetal + Dátiles picados

Ideas de **menús** PARA NIÑOS

Ideas de *menús* PARA NIÑOS

	Lunes	Martes	Miér-coles	Jueves	Viernes
Desayuno	Atole de avena + Fruta	Jugo de verduras + Huevo con tortilla y espinacas	Jugo de verduras + Molletes	Hot cakes + Crema de cacahuate + Miel de abeja	Pan francés + Miel de abeja + Fruta
Colación	Galletas caseras	Panquecito de plátano	Fruta al vapor con canela y piloncillo	Brownies caseros	Crepas caseras con mermelada
Comida	Entomatadas + Puré de lentejas + Guacamole	Nuggets de pollo caseros + Quinoa con verduras	Picadillo de pollo con verduras + Arroz con elote	Taquitos de pescado + Consome de pollo	Crema de frijol + Aguacate + Queso
Cena	Flautas vegetarianas + Frijoles	Atole de maíz + Fruta + Canela	Molletes + Aguacate	Pizza casera + Jugo de verduras	Cereal casero + Leche vegetal + Pasas

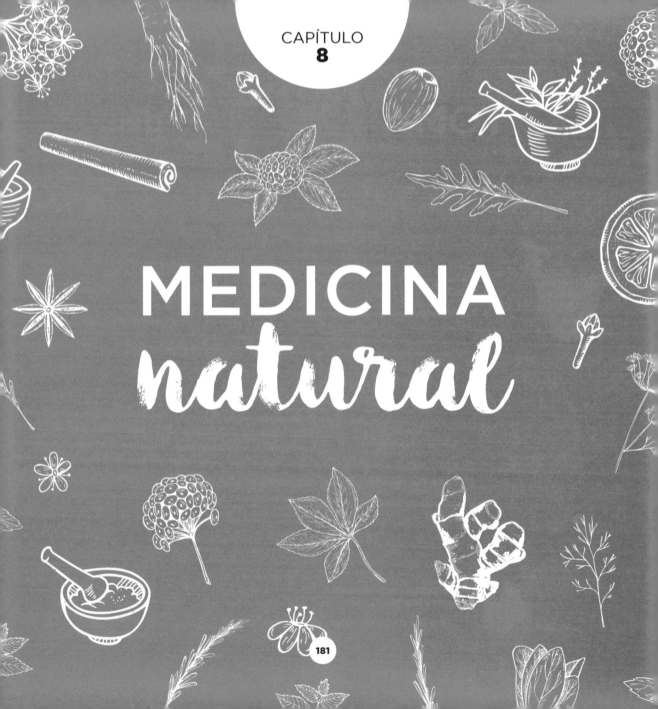

MEDICINA
natural

TOMA UN TÉ de...

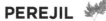

PEREJIL

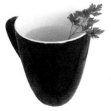

6 ramas de perejil + 1½ tazas de agua (muy caliente) + Reposar 5 minutos

Cuela. Puedes endulzar con 1 cucharadita de miel de abeja

▶ Pierdes grasa
Disminuye el estreñimiento
Es depurativo y desintoxicante
Pierdes líquidos retenidos

JENGIBRE

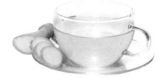

2 cm de jengibre rallado + 1½ tazas de agua (muy caliente) + Reposar 5 minutos

▶ Alivia las náuseas
Es antiinflamatorio
Es un analgésico natural
Mejora la digestión

Cuela. Puedes endulzar con 1 cucharadita de miel de abeja

MENTA

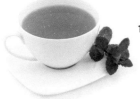

1 cucharadita de hojas de menta secas o una bolsita de té + 1 taza de agua (muy caliente)

Reposar 5 minutos. Cuela. Puedes endulzar con 1 cucharadita de miel de abeja

▶ Reduce el apetito
Disminuye la ansiedad
Es antioxidante
Alivia los dolores estomacales

CANELA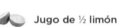

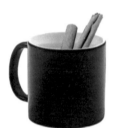

6 rajas de canela + 1 taza de agua + Jugo de 1 limón ▶

Pierdes grasa
Reduce el azúcar en la sangre
Reduce el colesterol malo
Eliminas los líquidos retenidos

Hierve 7 minutos la canela en el agua y agrega el jugo de limón

---

VINAGRE DE MANZANA

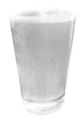

1 taza de agua tibia + 2 cucharadas de vinagre de manzana orgánico +

1 cucharada de miel de abeja + Jugo de ½ limón

Limpia el colon
Mejora la digestión
Depura el organismo
Es antiinflamatorio

Cuela. Puedes endulzar con 1 cucharadita de miel de abeja

LATTE CHAI CÚRCUMA

⅓ de taza de agua + ⅔ de taza de leche vegetal + 1 cucharadita de cúrcuma

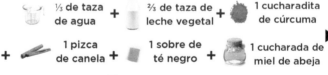

+ 1 pizca de canela + 1 sobre de té negro + 1 cucharada de miel de abeja ▶

Mejora la digestión
Mejora la calidad de la piel
Mejora la cicatrización
Depura el organismo

+ 1 pizca de clavo

Calienta el agua y agrega el té hasta que esté listo.
Calienta la leche vegetal sin llegar al punto de ebullición.
Incorpora todos los ingredientes y revuelve.

◀ TÉ
ANTIINFLAMATORIO

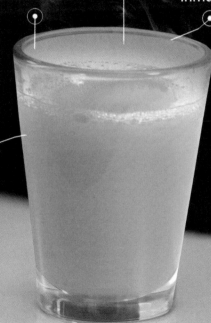

INGREDIENTES:

- 1 cucharada de jengibre fresco, picado (o ½ cucharada en polvo)
- 1 cucharada de cúrcuma
- 1½ tazas de agua
- Jugo de ½ limón
- 1 pizca de pimienta negra
- 2 cucharaditas de miel de abeja (opcional)

Mejora la circulación

Reduce la inflamación

Mejora el sistema inmunológico

Reduce los niveles de azúcar en la sangre

PROCEDIMIENTO:

- Agrega en una olla la cúrcuma, el jengibre y el agua a fuego medio-alto, entre 5 y 10 minutos (evita que hierva).
- Cuela y agrega los demás ingredientes.

¡Disfruta!

TÓNICO DIGESTIVO DE JENGIBRE

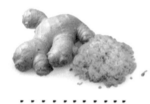

4 CUCHARADAS DE JENGIBRE RALLADO

+

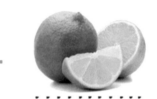

JUGO DE 2 LIMONES

=

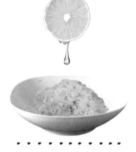

DEJA REPOSAR (PORCIÓN PARA VARIOS DÍAS)

TOMAR 1 PIZCA ANTES O DESPUÉS DE COMER

* MANTENER EN REFRIGERACIÓN

- MEJORA LA DIGESTIÓN
- CALMA EL APETITO
- ESTIMULA LOS JUGOS GÁSTRICOS
- ES UN ANTIINFLAMATORIO GENERAL
- DISMINUYE LOS PROBLEMAS DE GASES Y LA INFLAMACIÓN

TÉ PARA | LIMPIAR EL COLON

INGREDIENTES

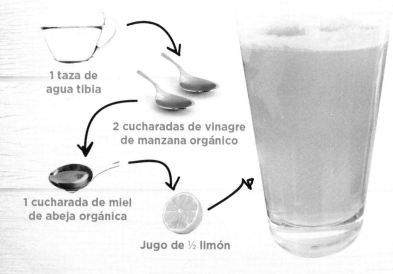

1 taza de agua tibia

2 cucharadas de vinagre de manzana orgánico

1 cucharada de miel de abeja orgánica

Jugo de ½ limón

BENEFICIOS

- Mejora la digestión
- Depura y limpia el organismo
- Promueve la pérdida de peso
- Previene el cáncer de colon
- Es antiinflamatorio
- Tiene propiedades antibacterianas y antisépticas
- Refuerza el sistema inmunológico

MEDICINA NATURAL
AJO Y MIEL

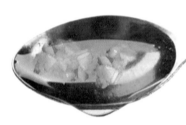

Receta

- 2 dientes de ajo picados
- 1 cucharada de miel de abeja

Consejo: aplasta el ajo antes de consumirlo para que su ingrediente activo se potencialice. Consúmelo preferentemente en ayunas.

Beneficios

Disminuye el colesterol malo y la presión arterial alta

Previene ataques al corazón y enfermedades coronarias

Elimina toxinas y líquidos retenidos

Fortalece el sistema inmunológico

Mejora la digestión

Mejora el estado de ánimo

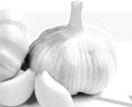

El ajo es...

- Uno de los ANTIBIÓTICOS NATURALES más potentes

100 GRAMOS DE AJO CONTIENEN
(% de la cantidad diaria recomendada)

95% DE VITAMINA B$_6$ - 38% DE VITAMINA C - 18% DE CALCIO - 80% DE MAGNESIO

Propiedades

- Antibióticas
- Antioxidantes
- Antibacterianas
- Antiinflamatorias
- Antisépticas
- Antivirales
- Antimicóticas

DESCONGESTIONANTE
HECHO EN CASA

Ingredientes:

- ⅓ de taza de vinagre de manzana orgánico aproximadamente
- ¼ de taza de cebolla picada
- ¼ de taza de ajo picado
- ¼ de taza de jengibre rallado
- 2 cucharadas de rábano picado
- 2 cucharadas de cúrcuma en polvo

Beneficios:

Mejora la circulación
Funciona como drenaje linfático
Elimina líquidos retenidos
Purifica la sangre
Fortalece el sistema inmunológico
Es antiviral
Es antibacteriano

Preparación:

Mezclar todos los ingredientes, excepto el vinagre de manzana, y pasar la mezcla a un frasco con tapa.

Agregar el vinagre de manzana hasta llenar el frasco, cerrar y agitar.

Mantener el frasco en refrigeración durante 2 semanas.

Colar. La mezcla seca puede usarse como sazonador en la cocina.

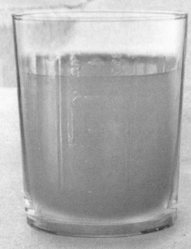

TOMA 1 CUCHARADITA TODOS LOS DÍAS, pero no con el estómago vacío.

Farmacia natural

Comino:
Es un escudo anticarcinógeno

Tomillo:
Alivia el dolor de garganta y la tos

Cúrcuma:
Es un antiinflamatorio general

Romero:
Mejora la memoria

Albahaca:
Elimina el acné y disminuye el estrés

Canela:
Regula los niveles de azúcar en la sangre

Clavo:
Disminuye los dolores en general

Cocina con ellos

Agrégalos a tu shot o prepara un té, pero inclúyelos en tu alimentación.

Los antibióticos
NATURALES
- más potentes -

Refuerzan tu sistema inmunológico, el "ejército" natural para combatir cualquier enfermedad o infección.
Inclúyelos de la forma que quieras en tu alimentación.

Miel de abeja

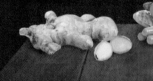

Jengibre

Cúrcuma

Equinácea

Vinagre de manzana

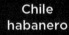

Cebolla

Chile habanero

Páprika

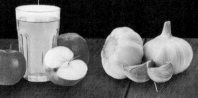

Ajo

Rábano

VITAMINA A

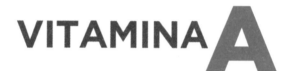

BENEFICIOS: Mejora la calidad de la piel y la vista. Refuerza el sistema inmunológico y óseo.

CONSÚMELA DE FUENTES NATURALES

HOJAS VERDES

MELÓN

ESPÁRRAGOS

BRÓCOLI

ZANAHORIA

COL RIZADA

PAPAYA

GOJI BERRIES

MANGOS

VITAMINA
— B —

BENEFICIOS: Ayuda a la construcción muscular, reduce el estrés, mejora la digestión, promueve el correcto funcionamiento del hígado, mejora la función cerebral y la calidad de la piel y del cabello.

CONSÚMELA DE FUENTES NATURALES

GRANOS ENTEROS

COLES DE BRUSELAS

ESPÁRRAGOS

AVENA

QUINOA

NUECES

ARROZ INTEGRAL

CHAMPIÑONES

GARBANZOS, LENTEJAS Y FRIJOLES

VITAMINA

C

Beneficios

- Ø Mejora la calidad de la piel

- Ø Es un auxiliar en el crecimiento y la reparación de tejidos

- Ø Reduce los niveles de estrés

- Ø Ayuda en la absorción de hierro

- Ø Ayuda a tener encías y huesos fuertes

- Ø Actúa como antioxidante

Alimentos que la contienen

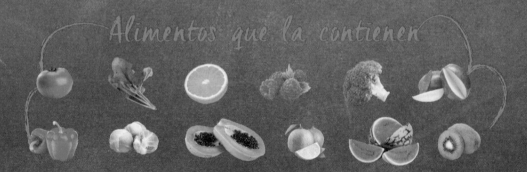

No busques suplementos,
CONSÚMELA NATURALMENTE

VITAMINA D

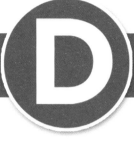

Necesaria para **ABSORBER** y utilizar el **CALCIO Y EL FÓSFORO**, además de que ayuda a desarrollar y tener **HUESOS SANOS**.

Es **AUXILIAR** en la prevención y el tratamiento de la **OSTEOPOROSIS**, y mejora la **DEBILIDAD MUSCULAR**.

Alimentos altos en VITAMINA D

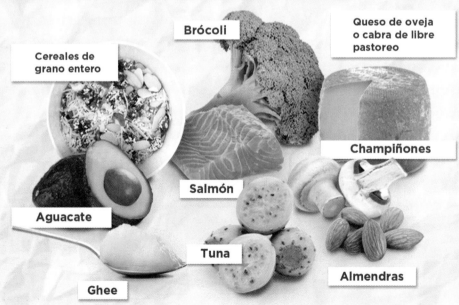

Cereales de grano entero

Brócoli

Queso de oveja o cabra de libre pastoreo

Champiñones

Salmón

Aguacate

Tuna

Almendras

Ghee

Vitamina E

Poderoso **ANTIOXIDANTE**

PROTEGE contra enfermedades del **CORAZÓN** y el cáncer

MEJORA la **CIRCULACIÓN**

Alimentos altos en Vitamina E

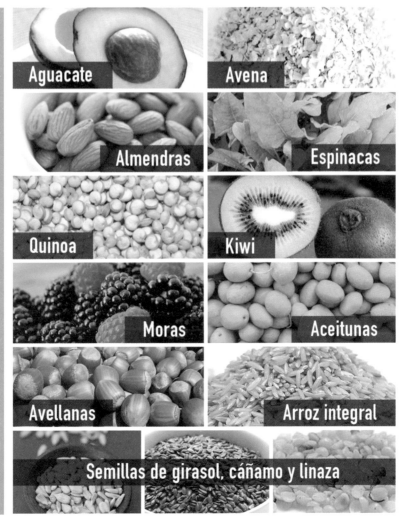

Aguacate

Avena

Almendras

Espinacas

Quinoa

Kiwi

Moras

Aceitunas

Avellanas

Arroz integral

Semillas de girasol, cáñamo y linaza

VITAMINA K

- **Esencial para tener una sana coagulación de la sangre**

- **Promueve la salud del hígado**

 ALIMENTOS **ALTOS EN** VITAMINA K

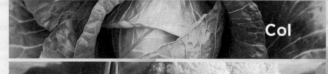

Hojas verdes

Brócoli

Coles de Bruselas

Col

Coliflor

Espárragos

¿Qué hace
EL MAGNESIO
en nuestro cuerpo?

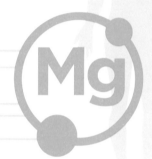

- Regula los niveles de azúcar en la sangre

- Trabaja junto con el calcio para mantener los huesos fuertes

- Mejora notablemente los síntomas premenstruales

- Promueve la liberación de energía estable (combate el cansansio crónico)

- Promueve la salud de tu corazón

FUENTES RICAS EN MAGNESIO

- Semillas de girasol
- Cacao crudo
- Uvas
- Aguacate

- Berros
- Arroz integral
- Col rizada
- Plátanos

- Almendras (previo remojo)
- Kelp (algas marinas)
- Arúgula

CONSUMIR MAGNESIO EN SU FORMA NATURAL ES VITAL PARA TU SALUD

JUGO DE VERDURAS ALTO EN MAGNESIO

3 hojas de col rizada + 1 taza de uvas + 1 pepino + 1 limón + 5 hojas de arúgula + 3 ramas de berros

ALIMENTOS QUE
purifican la sangre

HIERRO

Hojas verdes

Leguminosas

Cereales de grano entero

Semillas

VITAMINA B6

Pescado

Arroz integral

Semillas

Jitomate

Cereales de grano entero

Nueces

Plátano

FOLATOS

Coles de Bruselas

Brócoli

Lechuga

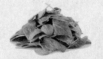

Espinacas

Espárragos

Leguminosas

Arroz integral

BELLEZA 100%

natural

- PASTA DE DIENTES -
hecha en casa

Libre de fluoruro y agentes espumantes

 Ingredientes:

- 25 gramos de aceite de coco
- 50 gramos de bicarbonato de sodio
- 3 gotas de extracto de stevia
  (opcional)
- 1 pizca de canela en polvo
  (opcional)

¡Mezcla y listo!

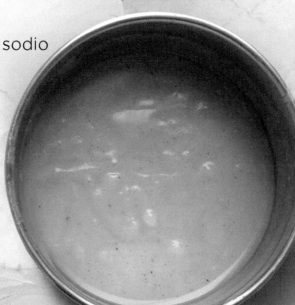

DESINFECTA TU CEPILLO DE DIENTES Y EL DE TUS HIJOS

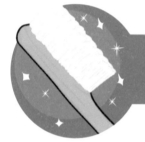

El cepillo de dientes es propicio para desarrollar bacterias y gérmenes. Aprende a desinfectarlo y crea un buen hábito para limpiar tus dientes.

¿Cómo lavarlo?

Enjuaga bien las cerdas varias veces (hasta el fondo)

¿Cómo desinfectarlo?

En la noche...

Lava tus manos para evitar una contaminación cruzada.

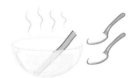

Enjuágalo con agua caliente para que se "ablande".

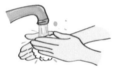

En un recipiente coloca alcohol (que tape la cabeza del cepillo) y agita durante unos segundos (máximo un minuto).

Enjuaga el recipiente y coloca agua tibia (que tape la cabeza del cepillo) con 2 cucharadas de bicarbonato. Déjalo remojar toda la noche.

Enjuaga al día siguiente y repítelo una vez a la semana.

Más usos del
BICARBONATO

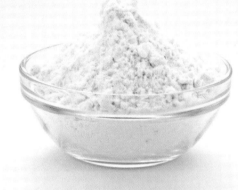

1 EXFOLIANTE DE PIES

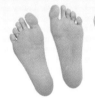

**3 cucharadas de bicarbonato
+ 2 vasos de agua caliente**

Deja reposar los pies en el agua entre
15 y 20 minutos, y frota constantemente
con una toalla o esponja.

2 GEL LIMPIADOR DE MANOS

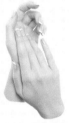

**2 cucharadas de bicarbonato
+ 2 cucharadas de agua**

Se usa de forma regular como jabón
para manos (exfolia, desinfecta y
neutraliza olores).

3 ALIVIA QUEMADURAS EN LA PIEL (POR EXCESO DE SOL)

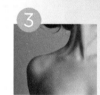

**¼ de taza de bicarbonato
+ 1½ litros de agua**

Frota suavemente en las zonas
afectadas con una toalla o esponja.

4 LIMPIADOR DE BAÑOS Y COCINA

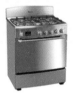

Espolvorea en el área (estufa, superficies
de cocina, baño, regadera, lavabo)
y limpia de forma regular con fibra, esponja
o cepillo, y abundante agua.

5 DESINFECTANTE DE JUGUETES

**4 cucharadas de bicarbonato
+ 1 litro de agua**

Deja reposar durante 15 minutos
y enjuaga con abundante agua.

6 LIMPIADOR DE ALFOMBRAS Y TAPETES

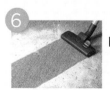

Esparce bicarbonato sobre toda la alfombra o tapete, deja
reposar 15 minutos y aspira o limpia de forma regular.

▶LIMPIA ᴛᴜ LENGUA◀

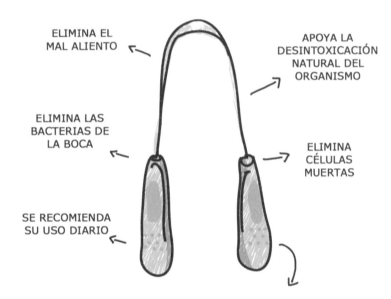

ELIMINA EL
MAL ALIENTO

APOYA LA
DESINTOXICACIÓN
NATURAL DEL
ORGANISMO

ELIMINA LAS
BACTERIAS DE
LA BOCA

ELIMINA
CÉLULAS
MUERTAS

SE RECOMIENDA
SU USO DIARIO

INSTRUCCIONES

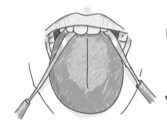

PÁSALO VARIAS VECES HACIA ABAJO,
ENJUAGANDO EL LIMPIADOR.
HAZLO ANTES DE CEPILLAR
TUS DIENTES POR LAS MAÑANAS.

SI NO TIENES LIMPIADOR
DE LENGUAS, PUEDES USAR
EL MANGO DE UNA CUCHARA.

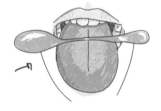

NOTA: NO CEPILLES TU LENGUA, PARA NO ESPARCIR LAS BACTERIAS EN TU BOCA.

ENJUAGUE
NATURAL
para el cabello

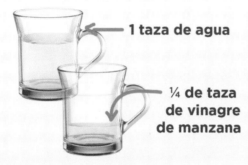

→ 1 taza de agua

→ ¼ **de taza de vinagre de manzana**

Mezclar y aplicar 2 veces por semana
Evitar el contacto con los ojos

Beneficios

 1 Mejora la apariencia del cabello

 2 Previene la caída

 3 Fortalece el cabello

 4 Ayuda a eliminar los residuos químicos de otros productos

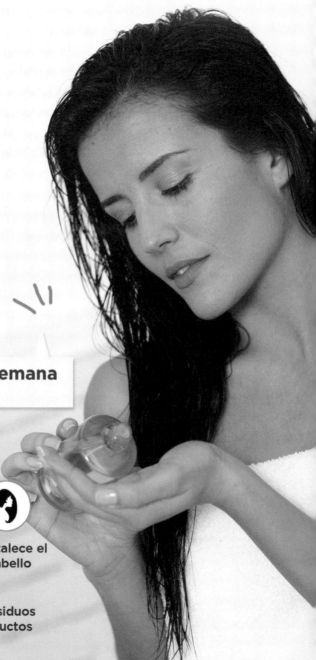

MASCARILLAS
FACIALES ▶ *caseras*

para **humectar e hidratar** tu piel

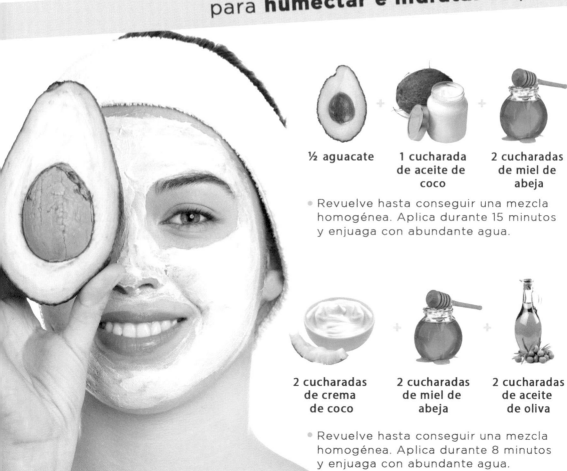

OPCIÓN 1

½ aguacate

1 cucharada de aceite de coco

2 cucharadas de miel de abeja

- Revuelve hasta conseguir una mezcla homogénea. Aplica durante 15 minutos y enjuaga con abundante agua.

OPCIÓN 2

2 cucharadas de crema de coco

2 cucharadas de miel de abeja

2 cucharadas de aceite de oliva

- Revuelve hasta conseguir una mezcla homogénea. Aplica durante 8 minutos y enjuaga con abundante agua.

MASCARILLAS
FACIALES
caseras

Para **exfoliar**

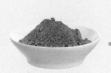 + +

3 cucharadas de azúcar mascabado

1 cucharada de aceite de coco

Jugo de ½ limón

Revuelve, aplica dando masaje suavemente durante 5 minutos y enjuaga con abundante agua.

Para limpiar los **poros**

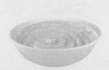 +

1 plátano machacado

2 cucharadas de miel de abeja

Revuelve hasta conseguir una mezcla homogénea. Aplica durante 8 minutos y enjuaga con abundante agua.

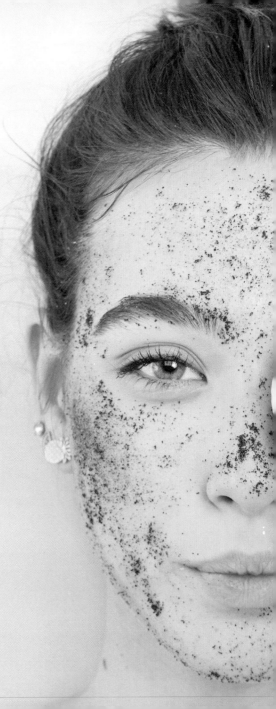

Lo que
NO QUIERE TU PIEL

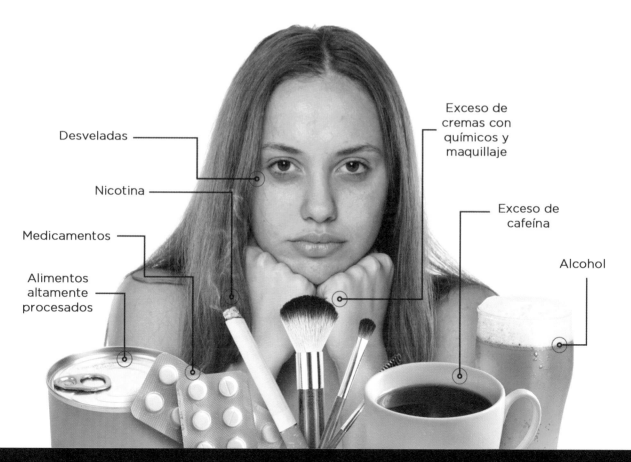

Desveladas

Nicotina

Medicamentos

Alimentos
altamente
procesados

Exceso de
cremas con
químicos y
maquillaje

Exceso de
cafeína

Alcohol

Cuida tu órgano más grande.
La **piel** se **nutre** e hidrata de **adentro hacia afuera.**

Otros usos del
ACEITE DE COCO

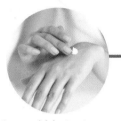

Crema hidratante corporal:

Aplica directamente como sustituto de la crema actual. Hidrata y humecta.

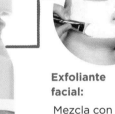

Exfoliante facial:

Mezcla con azúcar mascabado y aplica con los dedos suavemente en el rostro. Enjuaga.

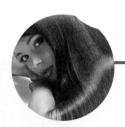

Anticaspa

Unas gotas son suficientes para aplicar en el cuero cabelludo dando masaje. Enjuaga y listo.

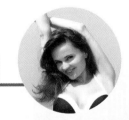

Desodorante:

Mezcla con bicarbonato de sodio y aplica (puedes agregar maicena).

Beneficios de
BAÑARSE
-con-
AGUA FRÍA
O CALIENTE

Es mejor por la mañana

- Estimula las hormonas de felicidad y bienestar
- Aumenta la concentración y el enfoque
- Brinda energía
- Acelera el metabolismo
- Fortalece el sistema inmunológico
- Reafirma la piel
- Evita la caída del cabello
- Estimula la circulación y la desintoxicación

Es mejor por la noche
(recomendado por pocos minutos)

- Disminuye la tensión
- Promueve un mejor descanso durante la noche
- Disminuye los dolores musculares
- Depura el organismo
- Relaja los músculos
- Reduce la ansiedad
- Abre los poros
- Descongestiona la nariz

Fría

Caliente

 Alternar entre agua fría y caliente en la misma ducha tiene un mejor efecto en la calidad de la piel que cualquier crema que uses.

TRATAMIENTO
facial
con *hielo*

Beneficios

- Refresca la piel
- Previene las arrugas
- Reduce los poros abiertos
- Reduce la inflamación
- Promueve la circulación para mejorar la apariencia de la piel

Procedimiento

 Aplica uniformemente en la mañana antes de la crema hidratante.

 Puedes aplicar con una tela delgada que cubra el hielo o directo en la piel (el tratamiento no debe durar más de 10 minutos en total).

Hecho en casa, práctico y accesible.
¡Excelentes resultados!

¿Tienes la piel seca?

 La **piel** se **nutre** con lo que **comes y bebes**. Las cremas son un apoyo nada más. La piel **es el órgano más grande del cuerpo** y 16% de tu peso total. Una de sus funciones es ayudar al colon, los pulmones y los riñones a liberar toxinas.

¿Qué comer y tomar?

Alimentos ricos en:

 ANTIOXIDANTES
Espinacas, fresas, arándanos, lechuga romana y brócoli

 OMEGA-3
Linaza, salmón, semillas de girasol y almendras

 FRUTAS Y VERDURAS
Pera, manzana, col, berros, algas marinas (kelp, espirulina), coliflor, apio y sobre todo aguacate

 MUCHA FIBRA
Lentejas, frijoles y verduras en general

 TOMA
Mucha agua natural

Causas

- **Edad**
- **Clima**
- **Contaminación**
- **Deficiencias nutricionales**
- **Desequilibrios hormonales**
- **Estrés**

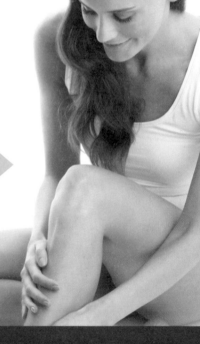

Evita: Cafeína, refrescos, alcohol, tabaco, exceso de sal industrial, carnes rojas, lácteos, grasas trans, alimentos fritos o refinados (harinas y azúcar).

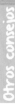Otros consejos

Duerme lo suficiente

 No apliques exceso de químicos y maquillaje

 Aplica mascarillas naturales
(con miel de abeja, que hidrata naturalmente)

Usa hidratantes naturales
(aceite de coco u oliva)

HECHO EN
casa

EL
desodorante
MÁS EFECTIVO

- Jugo de 1 limón
- ½ **vaso de agua**
- 1 **atomizador pequeño**

1 Exprime el limón en el vaso de agua.

2 Viértelo a un atomizador pequeño.

¡Listo!
Ya tienes un DESODORANTE natural y MUY EFECTIVO

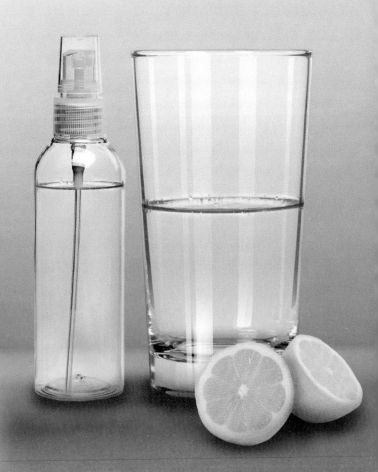

CÓMO HACER
GERMINADOS

1

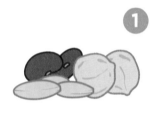

Selecciona las semillas a germinar (2 cucharadas) y guárdalas en un recipiente con tapa.

2

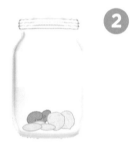

Cubre las semillas con el doble de agua y guárdalas en un lugar oscuro, a temperatura ambiente, durante toda la noche.

3

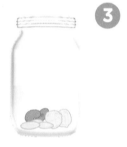

Enjuaga las semillas en agua fresca, escúrrelas y guárdalas en el mismo recipiente.

4

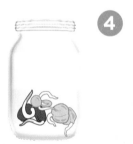

Repite el proceso durante 2 días o hasta que empiecen a germinar.

5

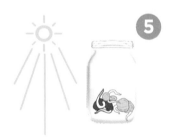

Coloca el recipiente en un lugar donde reciba la luz indirecta del sol durante 1 o 2 días.

6

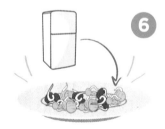

Guarda las semillas en el refrigerador y disfruta de sus beneficios.

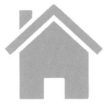

AROMATIZA TU CASA
de manera natural

▶ En una olla pequeña calienta 1 taza de agua.

▶ Agrega 1 o 2 rajas troceadas de canela y hiérvelas.

Sin químicos, accesible y efectivo

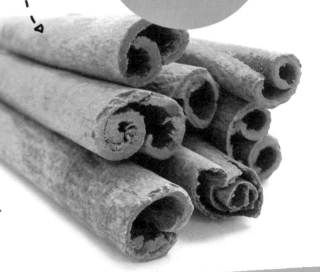

¡Disfruta de un **aroma sin químicos**!

PREPARA TU EXTRACTO DE
STEVIA NATURAL

1

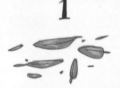

Compra las hojas deshidratadas.

2

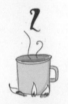

Hierve un litro de agua.

3

Agrega las hojas y déjalas hervir un poco. Retira del fuego y deja reposar.

4

Cuela el líquido. Déjalo enfriar y guárdalo en un recipiente de vidrio.

¡Listo, a endulzar bebidas!

Aguas caseras, licuados, tés y mucho más

Sustituto natural del azúcar

Propiedades antioxidantes

Reduce la presión arterial

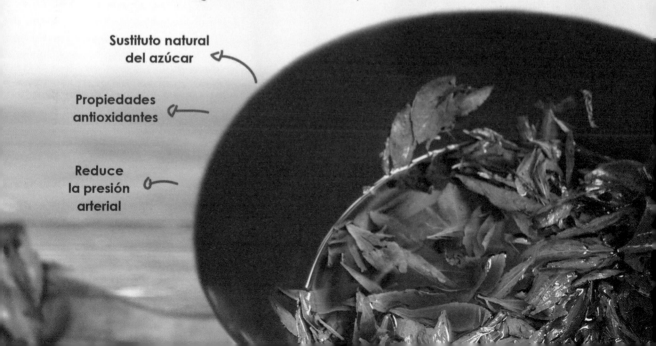

Prepara tus harinas
en casa

1 Escoge
el ingrediente

1 taza de avena

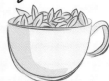

1 taza de amaranto

Inflado
o crudo

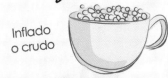

1 taza de linaza

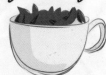

1 taza de quinoa

Cruda

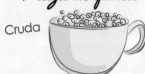

2

Licua en seco
hasta lograr
una textura fina

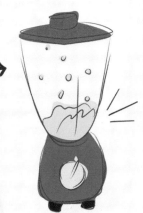

3 ¡Listo, ya tienes
tu harina!

Harina de avena

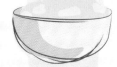

Harina de amaranto

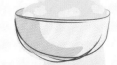

Harina de linaza

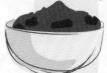

Harina de quinoa

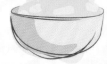

Cultiva tus
ZANAHORIAS EN CASA

Selecciona la zanahoria más fresca posible.

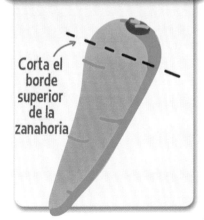

Corta el borde superior de la zanahoria

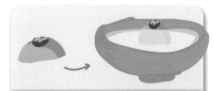

Colócalo en un recipiente y agrega poca agua, sin cubrirlo.

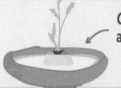

Cambia el agua cada 2 días

Espera entre 7 y 10 días a que broten pequeños tallos.

Maceta muy profunda

Cubre la planta con tierra hasta dejar expuestos sólo los tallos. Colócala en un lugar donde reciba la luz indirecta del sol.

CÓMO CULTIVAR
JENGIBRE EN TU CASA

Selecciona tu raíz a cultivar

y busca algún brote verde.

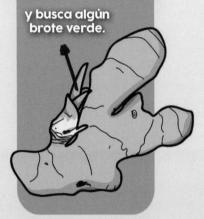

Vas a necesitar:

1 maceta de 40 cm de profundidad y lo más ancha posible.

PASO 1

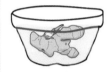

Remoja la raíz en agua tibia durante toda la noche.

PASO 2

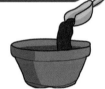

Rellena la maceta con tierra.

PASO 3

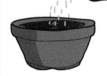

Coloca la raíz con el brote hacia arriba y cúbrelo con tierra (3 cm).

PASO 4

Humedece la tierra y coloca la maceta en un lugar cálido.

PASO 5

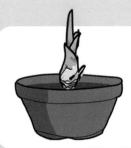

Mantén húmeda la tierra, con poca luz solar y a temperatura media (22 °C).

cultiva
piñas en casa

Selecciona una piña que no esté completamente madura.

Corta la corona.

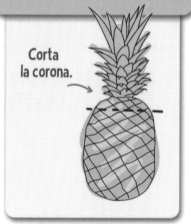

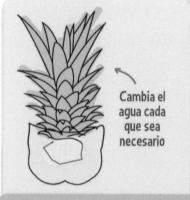

Cambia el agua cada que sea necesario

Coloca la piña en un recipiente con un poco de agua y déjala donde reciba luz solar.

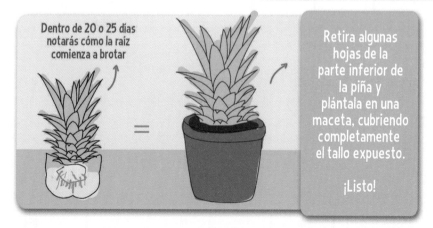

Dentro de 20 o 25 días notarás cómo la raíz comienza a brotar

Retira algunas hojas de la parte inferior de la piña y plántala en una maceta, cubriendo completamente el tallo expuesto.

¡Listo!

Cómo cultivar **AJO EN TU CASA**

Selecciona una cabeza de ajos con dientes grandes y frescos.

NO deben estar blandos

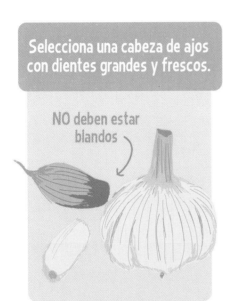

A la luz del sol

20 cm

6 cm

Siembra los ajos con 20 cm de separación y 6 cm de profundidad aproximadamente, con la punta hacia arriba.

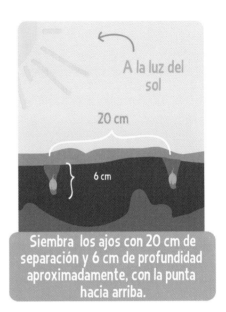

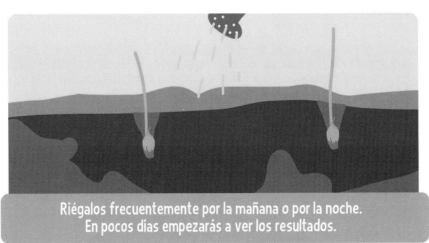

Riégalos frecuentemente por la mañana o por la noche. En pocos días empezarás a ver los resultados.

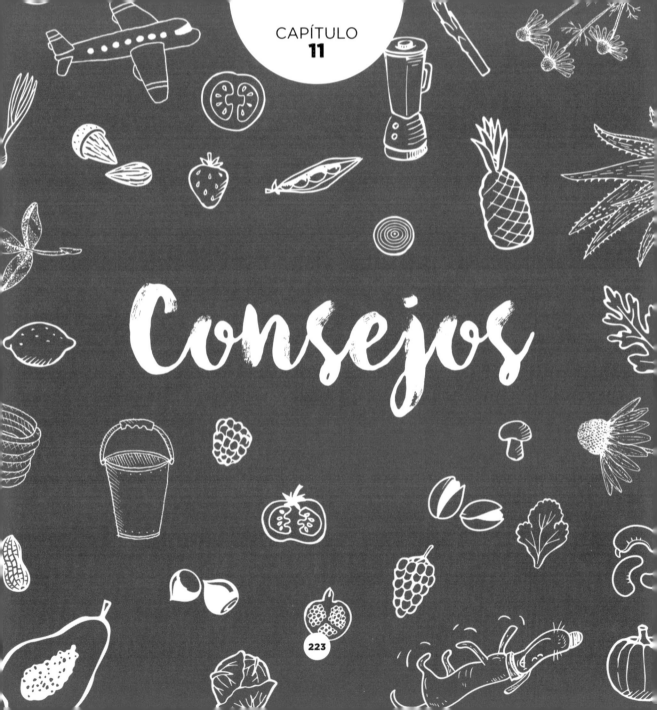

Consejos

PRINCIPIOS BÁSICOS
PARA SENTIRTE Y VERTE BIEN

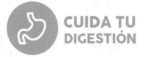

CUIDA TU DIGESTIÓN

Este proceso es de los que más nos restan energía. Mientras más eficiente y efectiva sea nuestra digestión, más sanos estaremos, con un peso adecuado y con más energía. De nada sirve una alimentación saludable si no lo digieres y aprovechas.

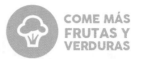

COME MÁS FRUTAS Y VERDURAS

Ya sea mediante jugos de verduras (no de frutas), licuados, ensaladas, piezas enteras o como colaciones. Necesitamos las vitaminas y minerales que poseen, así como el líquido vital que nos hidrata y da energía real.

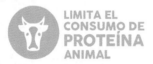

LIMITA EL CONSUMO DE PROTEÍNA ANIMAL

Si consumes este tipo de alimentos, hazlo unas pocas veces a la semana. Es un mito el necesitar proteína animal en cada comida, cada día. Las fuentes de proteína vegetal son excelentes opciones.

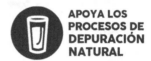

APOYA LOS PROCESOS DE DEPURACIÓN NATURAL

La desintoxicación es un proceso natural de tu organismo. Constantemente se está desintoxicando. sobre todo en las noches. Apoyarlo con una cena ligera, antes de las 8:00 p.m., y en la mañana tomar agua y jugos de verduras frescas es la mejor forma de ayudarlo.

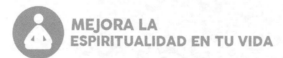

MEJORA LA ESPIRITUALIDAD EN TU VIDA

No es un tema religioso únicamente. Se trata de la relación contigo mismo, con Dios, el universo, la energía superior, etcétera. Cómo lo llames y cómo te comuniques es muy personal, pero es esencial para una vida plena.

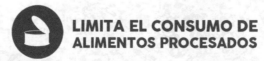

LIMITA EL CONSUMO DE ALIMENTOS PROCESADOS

La mayoría de las veces, estos alimentos contienen ingredientes no comestibles que nos intoxican y enferman. Evítalos en la medida de lo posible. Que sean "excepciones" y no un hábito consumirlos.

AYUNO INTERMITENTE

El ayuno es una **práctica milenaria** que se ha usado con muchas finalidades, entre ellas espirituales o religiosas, manifestaciones pacíficas y, aunque desconocida pero no por eso menos importante, como **técnica curativa.**

Ayuno intermitente ¿Cuándo hacerlo?

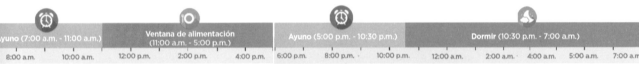

| Ayuno (7:00 a.m. - 11:00 a.m.) | Ventana de alimentación (11:00 a.m. - 5:00 p.m.) | Ayuno (5:00 p.m. - 10:30 p.m.) | Dormir (10:30 p.m. - 7:00 a.m.) |

8:00 a.m.   10:00 a.m.   12:00 p.m.   2:00 p.m.   4:00 p.m.   6:00 p.m.   8:00 p.m.   10:00 p.m.   12:00 a.m.   2:00 a.m.   4:00 a.m.   5:00 a.m.   7:00 a.m.

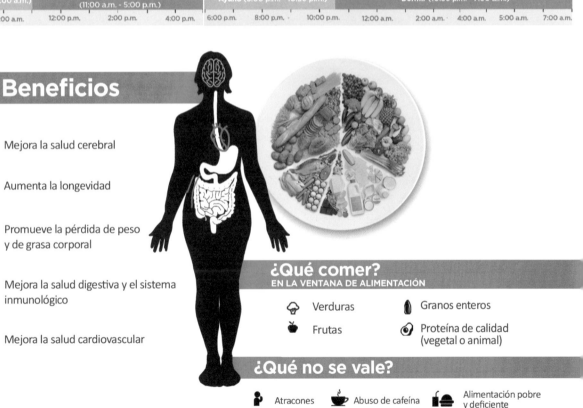

Beneficios

- Mejora la salud cerebral
- Aumenta la longevidad
- Promueve la pérdida de peso y de grasa corporal
- Mejora la salud digestiva y el sistema inmunológico
- Mejora la salud cardiovascular

¿Qué comer?
EN LA VENTANA DE ALIMENTACIÓN

- Verduras
- Frutas
- Granos enteros
- Proteína de calidad (vegetal o animal)

¿Qué no se vale?

- Atracones
- Abuso de cafeína
- Alimentación pobre y deficiente

Si tienes condiciones especiales, siempre consúltalo con tu médico.

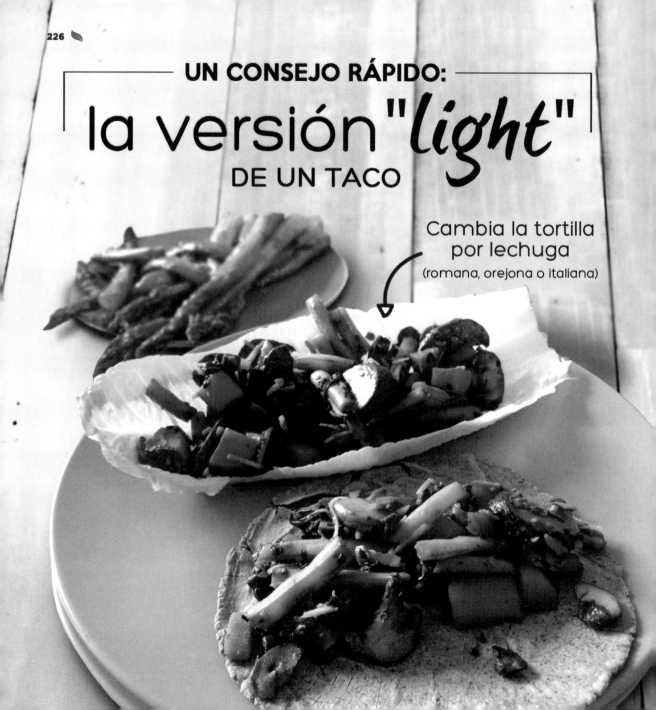

UN CONSEJO RÁPIDO:

la versión *"light"*
DE UN TACO

Cambia la tortilla
por lechuga
(romana, orejona o italiana)

8 CONSEJOS PARA
EQUILIBRAR TU PH

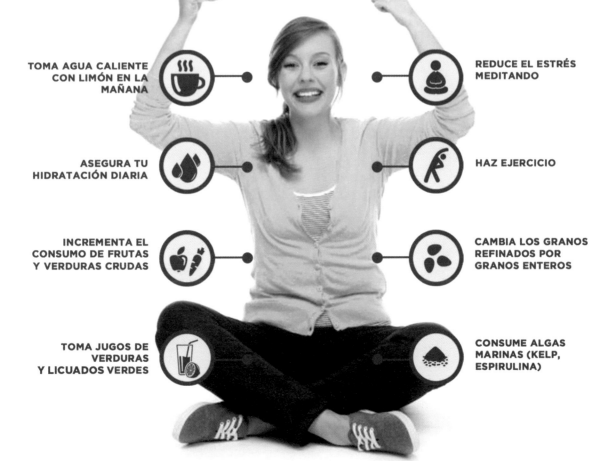

TOMA AGUA CALIENTE CON LIMÓN EN LA MAÑANA

REDUCE EL ESTRÉS MEDITANDO

ASEGURA TU HIDRATACIÓN DIARIA

HAZ EJERCICIO

INCREMENTA EL CONSUMO DE FRUTAS Y VERDURAS CRUDAS

CAMBIA LOS GRANOS REFINADOS POR GRANOS ENTEROS

TOMA JUGOS DE VERDURAS Y LICUADOS VERDES

CONSUME ALGAS MARINAS (KELP, ESPIRULINA)

USOS DEL VINAGRE DE *manzana*

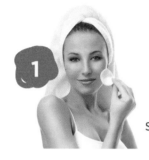

ASTRINGENTE FACIAL

½ cucharada
+ ½ vaso
de agua (aplicar
sobre la piel y lavar)

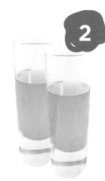

2

MEJORA LA DIGESTIÓN Y DEPURA EL ORGANISMO

1 cucharada
+ ½ vaso de agua
(tomar en ayunas)

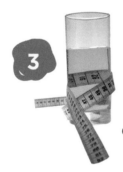

3

PERDER GRASA

1 cucharada
+ ½ vaso de agua
(antes de dormir
o durante el ejercicio)

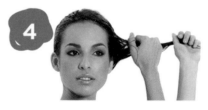

4

ENJUAGUE PARA CABELLO

2 cucharadas + ½ litro de agua
(como último enjuague, dejar
5 minutos y enjuagar)

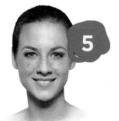

5

AYUDA A DISMINUIR MANCHAS EN LA PIEL

½ cucharada + ½ vaso de agua
(aplicar sobre la piel y lavar)

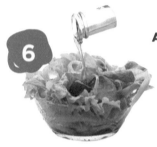

ADEREZO DE ENSALADAS

1 cucharada
+ 2 cucharadas de
aceite de oliva
+ sal de mar

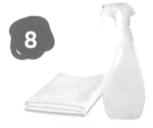

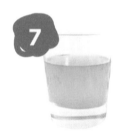

REDUCE LOS NIVELES DE GLUCOSA Y LA PRESIÓN ARTERIAL

1 cucharada
+ ½ vaso de agua
(en ayunas)

LIMPIADOR MULTIUSOS PARA LA CASA

50% vinagre
+ 50% agua

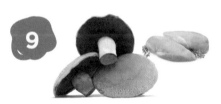

MARINADO DE PLATILLOS

jugo de 1 naranja
+ 1 cucharada de vinagre
+ sal de mar

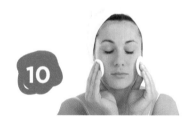

REDUCE LOS PROBLEMAS DE ACNÉ

½ cucharada
+ ½ vaso de agua
(aplicar sobre la piel y lavar)

VUÉLVETE + "VERDE"

EL PLANETA ES DE TODOS

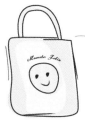

Lleva bolsas de tela cuando compres en el súper

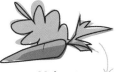

Mejora tu alimentación (come más frutas y verduras)

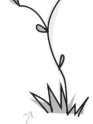

Siembra plantas en tu casa, parques y donde puedas

Reúsa empaques, cajas, envases de vidrio, etcétera.

Comparte vueltas en el mismo coche (a la escuela, el trabajo, etc.)

Cuida el agua

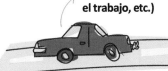

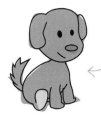

Adopta animales

Bájale al consumo de proteína animal

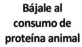

Recoge los desechos de tu perro

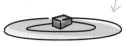

Buenos hábitos
PARA VIAJAR

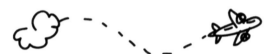

Escoge lo menos malo.

INCLUYE ALIMENTOS SALUDABLES EN LA MEDIDA DE LO POSIBLE.

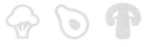

Prepárate colaciones saludables
(frutas, semillas, etc.)

¡No sientas culpa! Los hábitos son los que se hacen todos los días, lo demás son excepciones, **y siempre puedes volver al carril.**

Ejercicio de 15 minutos.
Se puede hacer en todos lados y puedes encontrar las rutinas en internet.

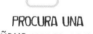 **Mañana**

PROCURA UNA MAÑANA LIGERA, CRUDA Y NATURAL.

- INCLUYE AGUA NATURAL Y AGUA CALIENTE.

- FRUTAS, VERDURAS, SEMILLAS…

 Tarde

EN LA COMIDA, COMIENZA POR UNA ENSALADA.

- NO COMAS HASTA LLENARTE.

- PROCURA QUE EN TU PLATO HAYA UNA MAYORÍA DE VERDURAS Y ALIMENTOS CRUDOS.

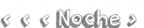 **Noche**

CENA LIGERO Y TEMPRANO.

- DE PREFERENCIA, NO INCLUYAS PROTEÍNA ANIMAL.

- PROCURA COMPLETAR EL AYUNO NOCTURNO DE 10 HORAS.

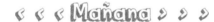

RAZONES PARA AGREGAR
VINAGRE BLANCO
AL LAVAR LA ROPA

- Junto con el bicarbonato, puede sustituir el detergente de ropa
- Sin bicarbonato, maximiza el poder del detergente (y con menor cantidad)
- Reduce restos de jabón en la ropa
- Protege los colores
- Elimina manchas
- Neutraliza los malos olores
- Desinfecta la ropa
- Puede sustituir el suavizante

Añade a tu carga de ropa ½ taza de vinagre blanco

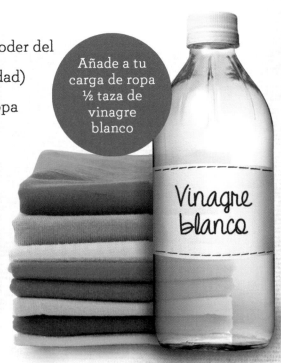

Vinagre blanco

CONSEJOS PARA CONTINUAR CON TUS BUENOS HÁBITOS EN LA OFICINA

HAZ TU DESPENSA EL FIN DE SEMANA.

EL DOMINGO ADELANTA HACIENDO PLATILLOS QUE PUEDAS CONGELAR Y CONSUMIR DURANTE LA SEMANA.

(ARROZ, FRIJOLES, SALSA DE TOMATE CASERA, ETC.)

LLÉVATE FRUTA

ALMENDRAS O NUECES PARA LAS COLACIONES.

SIEMPRE TEN UN VASO DE AGUA EN TU OFICINA Y TÓMALO CUANDO SE TE ANTOJE ALGO.

LLÉVATE UN JUGO Y UN LICUADO

COMO PARTE BÁSICA DE TU MAÑANA. REDUCIRÁS LOS ANTOJOS Y TE NUTRIRÁS.

LOS PUEDES DEJAR HECHOS UNA NOCHE ANTES.

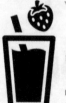

LLEVA TÉS PARA SUSTITUIR EL CAFÉ, POR LO MENOS UNO AL DÍA.

NO ACOMPAÑES EL TÉ NI EL CAFÉ CON ALGO ADICIONAL (PAN, GALLETAS). DISFRÚTALOS SOLOS.

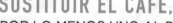 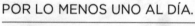

NO TENGAS COMIDA EN TU ESCRITORIO. ASÍ EVITARÁS COMER POR OCIO, ABURRIMIENTO Y ESTRÉS.

COME SIEMPRE UNA ENSALADA ANTES DE LA COMIDA. TE AYUDARÁ A ESCOGER BIEN EL SIGUIENTE PLATILLO.

LLEVA COMIDA DE TU CASA Y EVITA LOS RESTAURANTES EN LA MEDIDA DE LO POSIBLE.

 PROMUEVE HÁBITOS SALUDABLES EN LA OFICINA. TUS COMPAÑEROS SABRÁN QUE ERES UNA PERSONA SANA Y SÓLO TE OFRECERÁN ESE TIPO DE ALIMENTOS.

TRABAJAS MEJOR SINTIÉNDOTE BIEN

¿ANTOJOS?

SIEMPRE HAY OPCIONES SALUDABLES

¿Lo quieres dulce?

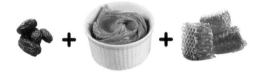 1 dátil + crema
de cacahuate + miel

¿Lo quieres picosito?

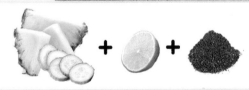 Piña y pepino
+ limón + chile piquín

¿Lo quieres llenador?

 Betabel asado
+ mayonesa
y mostaza

 Huevo cocido
+ sal de mar
y pimienta

¿Por qué tenemos
ANTOJOS?

2 posibles razones

1 **FALTA DE NUTRIENTES EN TU ORGANISMO**

Mismos que está tratando de encontrar

RECOMENDACIONES

Consume más alimentos naturales

Toma jugos de verduras y licuados verdes

Evita los alimentos procesados

Toma agua natural

Revisa las etiquetas de los productos

2 **FALTA DE "NUTRIENTES EMOCIONALES"**

Mismos que tú estás tratando de suplir con comida

RECOMENDACIONES

Medita 5 o 10 minutos diariamente

Platica con alguien

Practica ejercicio

Haz lo que te gusta

No tires las semillas
DE LA PAPAYA

MEJOR obtén sus beneficios:

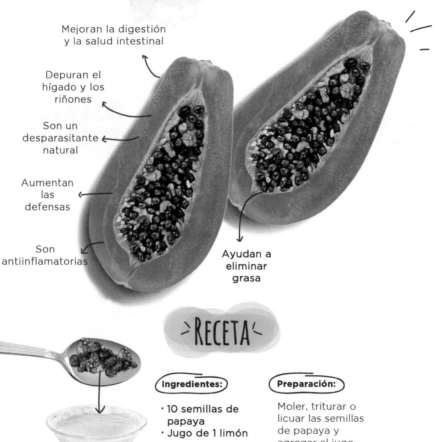

Mejoran la digestión
y la salud intestinal

Depuran el
hígado y los
riñones

Son un
desparasitante
natural

Aumentan
las
defensas

Son
antiinflamatorias

Ayudan a
eliminar
grasa

>RECETA<

Ingredientes:

· 10 semillas de
papaya
· Jugo de 1 limón

Preparación:

Moler, triturar o
licuar las semillas
de papaya y
agregar el jugo
de limón.

· Toma 1 cucharada 2 veces al día.

Reír tiene muchos **beneficios**

Fortalece tu corazón y ejercita más de 400 músculos

Es antidepresivo

Es un analgésico natural

Descongestiona

Elimina toxinas

AYUDA CON...

- La producción de endorfinas
- La lubricación de los ojos
- Los problemas de insomnio

MEJORA...

- La oxigenación
- La creatividad
- La circulación
- El sistema inmunológico
- Los músculos abdominales

¡A reír se ha dicho!

EQUILIBRA TU ALIMENTACIÓN
y vive de manera saludable

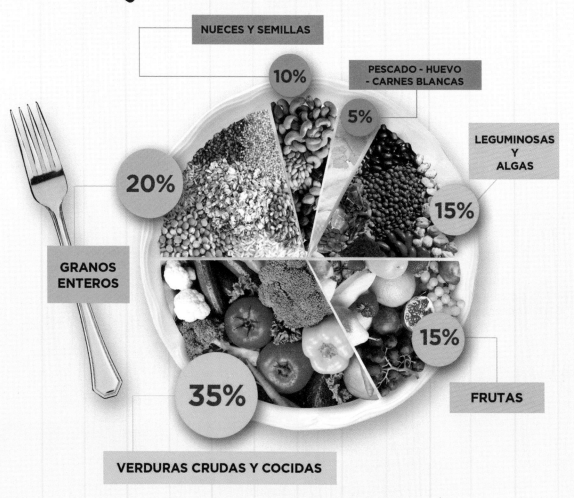

NUECES Y SEMILLAS

10%

PESCADO - HUEVO
- CARNES BLANCAS

5%

LEGUMINOSAS
Y
ALGAS

15%

20%

GRANOS
ENTEROS

15%

FRUTAS

35%

VERDURAS CRUDAS Y COCIDAS

AMENAZAS Y PROTECTORES
PARA TU CEREBRO

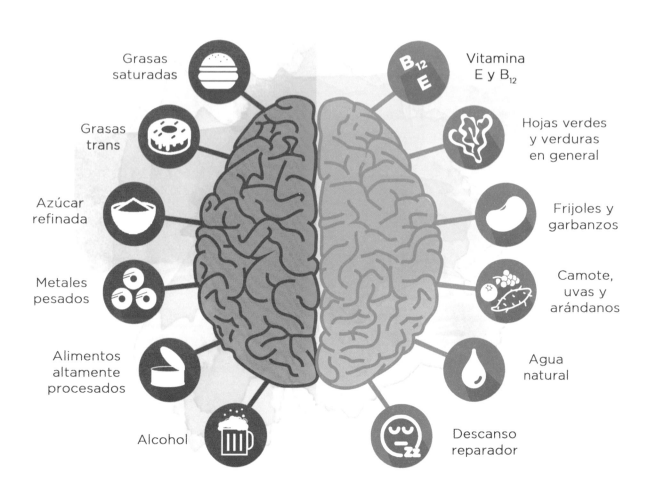

Grasas saturadas

Grasas trans

Azúcar refinada

Metales pesados

Alimentos altamente procesados

Alcohol

Vitamina E y B₁₂

Hojas verdes y verduras en general

Frijoles y garbanzos

Camote, uvas y arándanos

Agua natural

Descanso reparador

CONSUME AJO CRUDO

PORQUE

POSEE PROPIEDADES ANTIOXIDANTES

REFUERZA EL SISTEMA INMUNOLÓGICO

MEJORA LA DIGESTIÓN

MEJORA LA CIRCULACIÓN

ES ANTICOAGULANTE, VASODILATADOR Y DEPURATIVO

DISMINUYE LA PRESIÓN ARTERIAL

ES UN ANTISÉPTICO Y UN ANTIINFLAMATORIO NATURAL

TIENE PROPIEDADES ANTIBACTERIANAS ANTIVIRALES Y ANTIMICÓTICAS

TE PONE DE BUEN HUMOR PORQUE INCREMENTA LA SEROTONINA EN EL CEREBRO

¿CÓMO CONSUMIRLO CRUDO?

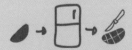

PASTILLAS
1. PELA EL AJO Y CONGÉLALO
2. PÍCALO EN TROZOS
3. TÓMALO COMO PASTILLAS

JUGO O SHOT
1. AL EXTRACTOR DE JUGOS
2. TÓMALO

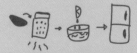

RALLADO CON LIMÓN
1. RALLA O MACHACA EL AJO
2. AGREGA LIMÓN
3. REFRIGÉRALO
4. CONSUME LA PUNTA DE UNA CUCHARADITA DIARIAMENTE

Lo que pasa en **nuestro cuerpo** al estar **sentados mucho tiempo**

Eleva el riesgo de sufrir enfermedades cardiovasculares.

Promueve la acumulación de grasa, la flacidez abdominal y la retención de líquidos en las piernas.

Provoca dolor de espalda y cuello, aumentando el riesgo de padecer deformación de la columna vertebral.

Hay una sobreproducción de insulina, aumentando el riesgo de padecer diabetes.

Disminuye el flujo de sangre, reduciendo la función cerebral y lo que aumenta el riesgo de várices.

Aumenta el riesgo de padecer cáncer (colon, mama y endometrio).

Se debilitan y atrofian los músculos de la cadera.

Sube la presión arterial y el colesterol malo.

Recomendaciones

Cada hora levántate y da una pequeña caminata

Mejora tu postura al estar sentado

Trabaja en la computadora intercalando tiempo parado y sentado

Practica ejercicios de estiramiento

NO TIRES EL
HUESO DEL AGUACATE

¿SABÍAS QUE **70%** DE LOS ANTIOXIDANTES DEL AGUACATE SE ENCUENTRAN EN LA SEMILLA?

Mejora la CALIDAD **DE LA PIEL**

Previene los problemas **circulatorios**

Mejora problemas *digestivos diversos*

Reduce
▾ Los niveles de azúcar en la sangre
  ▾ La presión arterial
    ▾ Los niveles elevados de colesterol

TIENE PROPIEDADES *antifúngicas,* ANTICARCINÓGENAS, *antimicrobianas,* ANTIINFLAMATORIAS *y antioxidantes*

REFUERZA EL SISTEMA **inmunológico**

¿CÓMO TOMARLO?

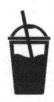

LICUADO
Agrega ½ semilla con los demás ingredientes, licua y listo.

TÉ (INFUSIÓN)
Hierve el hueso de aguacate durante 10 minutos. Sirve el agua en una taza y listo.

SUSTITUTOS DE HUEVO EN TUS RECETAS

ESTAS OPCIONES EQUIVALEN A 1 HUEVO

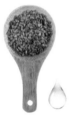

1 CUCHARADA DE LINAZA LICUADA EN SECO + 3 CUCHARADAS DE AGUA

Mezcla y espera a que espese 5 minutos

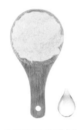

2 CUCHARADAS DE HARINA DE COCO + 5 CUCHARADAS DE AGUA

Mezcla y deja reposar 5 minutos

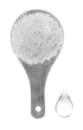

1 CUCHARADA DE AGAR AGAR + 2 CUCHARADAS DE AGUA CALIENTE

Mezcla hasta que se disuelva

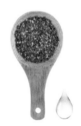

1 CUCHARADA DE CHÍA + 3 CUCHARADAS DE AGUA

Mezcla y deja reposar 15 minutos

¼ DE TAZA DE PURÉ DE MANZANA HECHO EN CASA

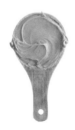

2 CUCHARADAS DE CREMA DE CACAHUATE

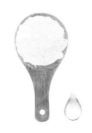

3 CUCHARADAS DE HARINA DE AVENA + 3 CUCHARADAS DE AGUA

Mezcla y deja reposar

½ PLÁTANO MACHACADO

SÉ TÚ...

FIJA TU ATENCIÓN en ti mismo.

Termina siempre **LO QUE COMENZASTE.**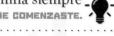

NO DESEES SER **imitado.** BUSCA RESPETO, no atención.

Sé generoso sin testigos.

APRENDE A RECIBIR.

trata a cada persona como si fuera un *pariente* cercano.

Aprende a **DECIR NO.**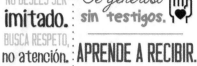

HAZ SIEMPRE LO MEJOR POSIBLE.

NO TE DEJES IMPRESIONAR POR PERSONALIDADES FUERTES.

No te apropies de nada ni de nadie.

 No establezcas amistades inútiles.

NUNCA CONTRADIGAS, **SÓLO CALLA.**

ADMITE QUE ALGUIEN TE PUEDE SUPERAR.

NO ACTÚES POR REACCIÓN A LO QUE DIGAN DE TI, SEA BUENO O MALO.

No emitas juicios ni críticas. No sigas modas ni te vendas.

NO ENVIDIES LOS BIENES NI LOS ÉXITOS AJENOS.

Habla sólo lo necesario.

No pienses en los beneficios que te va a procurar tu obra.

NO TE ALABES NI TE INSULTES.

NO RINDAS CUENTAS A NADIE, SÉ TU **PROPIO JUEZ.**

Nunca amenaces y CUMPLE TUS PROMESAS.

SIEMPRE PONTE EN EL LUGAR DEL OTRO.

POR FAVOR, **NO TE QUEJES.**

NO TE ADORNES **CON IDEAS AJENAS.**

NUNCA TE DEFINAS **POR TUS ÉXITOS** O POSESIONES.

VENCE TUS ANTIPATÍAS Y ACÉRCATE A LAS PERSONAS QUE RECHAZAS.

 NO CONSERVES OBJETOS INÚTILES.

ACEPTA QUE NADA ES TUYO.

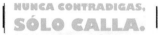 **VIVE DEL DINERO GANADO POR TI MISMO.**

OBTÉN PARA REPARTIR.

NUNCA VISITES A ALGUIEN **SÓLO POR LLENAR TU TIEMPO.**

Si dudas entre hacer y no hacer, haz.

Recetas

LECHES VEGETALES • DESAYUNOS • ENSALADAS
• LUNES SIN CARNE • POSTRES • ADEREZOS Y COMPLEMENTOS

LECHES vegetales

Leche de
cáñamo

Alta en proteína vegetal

Ingredientes:

1 taza de semillas de cáñamo
2 tazas de agua

Extras:

1 pizca de sal de mar
1 cucharadita de canela en polvo
2 dátiles sin hueso, o endulzante al gusto

Preparación:

1   Licua todos los ingredientes. Cuela.

2   Refrigera y guarda en un recipiente de vidrio.

Leche de ▶
ALMENDRAS

Las leches vegetales son una alternativa vegetariana muy saludable.

Contienen gran concentración de vitaminas, minerales, calcio y ácidos grasos esenciales.

El tiempo de vida en refrigeración es de 48 a 72 horas.

INGREDIENTES

 + + Endulzantes naturales
Extras, al gusto

1 taza de almendras   6 tazas de agua

ENDULZANTES NATURALES

Dátiles   Miel de abeja   Piloncillo   Azúcar mascabado

EXTRAS

Canela   Extracto de vainilla

PREPARACIÓN

Previamente

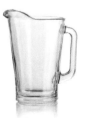

Remoja
las almendras
en 3 tazas
de agua durante
la noche

Paso 1

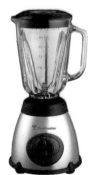

- Enjuaga y tira el agua de remojo
- Pasa las almendras y 3 tazas de agua a la licuadora
- Elige un extra
- Elige un endulzante natural
- Licua TODO hasta lograr una mezcla homogénea

Paso 2

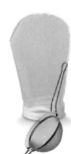

Cuélalo en:

- Manta de cielo
- Bolsa para lechada (se compra en tiendas orgánicas o por internet)
- Colador fino

LECHE DE AJONJOLÍ

Ingredientes:

1 taza de semillas de ajonjolí

3 tazas de agua

Extras:

½ cucharadita de extracto de vainilla
1 cucharada de miel de abeja

Preparación:

Remoja las semillas de ajonjolí durante 8 horas con unas gotas de jugo de limón.
Licua, cuela y... ¡disfruta!

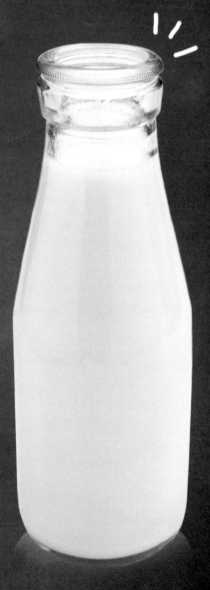

LECHE DE chía

- ⅓ de taza de chía
- 3 a 4 tazas de agua natural
- 1 chorrito de extracto de vainilla
- 2 dátiles deshidratados
- 3 gotas de extracto de stevia

Remoja la chía 15 o 20 minutos.

Licua la mitad de la chía hidratada con la mitad del agua.

Agrega el resto del agua y los ingredientes extras, vuelve a licuar y cuela.

Beneficios:

Es fuente de ácidos grasos esenciales, proteína vegetal, calcio y omega-3. Alivia los problemas de hipertensión y disminuye los problemas de estreñimiento.

Leche de
SEMILLAS DE
GIRASOL ▶

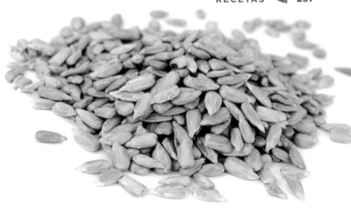

Las leches vegetales son una alternativa vegetariana muy saludable.

Contienen gran concentración de vitaminas, minerales, calcio y ácidos grasos esenciales.

El tiempo de vida en refrigeración es de 48 a 72 horas.

INGREDIENTES

 + + Endulzantes naturales Extras, al gusto

1 taza de semillas de girasol   5 tazas de agua

ENDULZANTES NATURALES

Dátiles   Miel de abeja   Piloncillo   Azúcar mascabado

EXTRAS

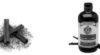

Canela   Extracto de vainilla

PREPARACIÓN

Previamente

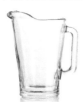

Remoja las semillas de girasol en 2 tazas de agua durante la noche

Paso 1

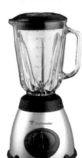

- Enjuaga las semillas y tira el agua de remojo
- Pasa las semillas y 3 tazas de agua a la licuadora
- Elige un extra
- Elige un endulzante natural
- Licua TODO hasta lograr una mezcla homogénea

Paso 2

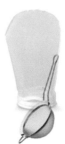

Cuélalo con:

- Manta de cielo
- Bolsa para lechada (se compra en tiendas orgánicas o por internet)
- Colador fino

Leche de
AVENA ▶

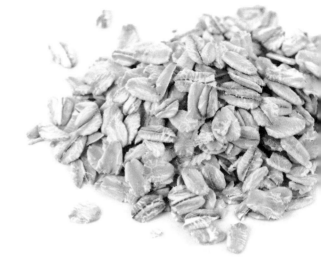

Las leches vegetales son una alternativa vegetariana muy saludable.

Contienen gran concentración de vitaminas, minerales, calcio y ácidos grasos esenciales.

El tiempo de vida en refrigeración es de 48 a 72 horas.

INGREDIENTES

 + + Endulzantes naturales
Extras, al gusto

1 taza de avena   4 tazas de agua

ENDULZANTES NATURALES

Dátiles   Miel de abeja   Piloncillo   Azúcar mascabado

EXTRAS

Canela   Extracto de vainilla

PREPARACIÓN

Previamente

Remoja la avena durante 6 u 8 horas en 3 tazas de agua

Paso 1

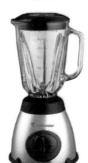

- Vierte la avena remojada, el agua de remojo y el agua restante a la licuadora

- Elige un extra

- Elige un endulzante natural

- Licua TODO hasta lograr una mezcla homogénea

Paso 2

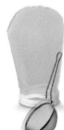

Cuélalo en:

- Manta de cielo

- Bolsa para lechada (se compra en tiendas orgánicas o por internet)

- Colador fino

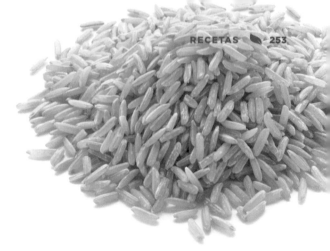

Leche de
ARROZ ▶

Las leches vegetales son una alternativa vegetariana muy saludable.

Contienen gran concentración de vitaminas, minerales, calcio y ácidos grasos esenciales.

El tiempo de vida en refrigeración es de 48 a 72 horas.

INGREDIENTES

1 taza de arroz integral

\+

4 tazas de agua

\+

Endulzantes naturales
Extras, al gusto

ENDULZANTES NATURALES

Dátiles

Miel de abeja

Piloncillo

Azúcar mascabado

EXTRAS

Canela

Extracto de vainilla

PREPARACIÓN

Previamente

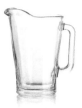

Limpia y lava el arroz

Remójalo en el agua durante la noche

Paso 1

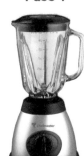

- Pasa el arroz y el agua de remojo a la licuadora
- Elige un extra
- Elige un endulzante natural
- Licua TODO hasta lograr una mezcla homogénea

Paso 2

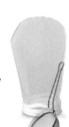

Cuélalo en:

- Manta de cielo
- Bolsa para lechada (se compra en tiendas orgánicas o por internet)
- Colador fino

Desayunos

5 pasos para preparar tu
cereal casero

1 Sirve la base

- 3 cucharadas de avena cruda
- ⅓ de taza de almendras
- Coco deshidratado y rallado

2 Agrega la fibra y las grasas buenas

- 2 cucharadas de chía
- 1 cucharada de linaza
- 2 cucharadas de amaranto inflado

3 Incorpora el endulzante

- Arándanos deshidratados, dátiles picados, pasas o miel

4 Combina con fruta y otros ingredientes

- Plátano picado, manzana picada, cacao en polvo o canela en polvo

5 Añade la leche de tu preferencia

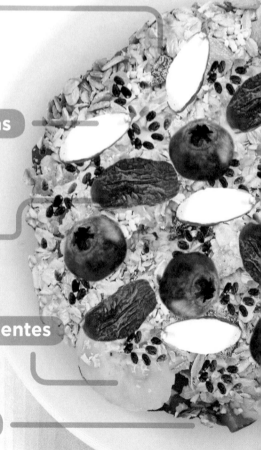

Pan francés

Desayuno completo para niños, saludable y delicioso

INGREDIENTES

- 2 huevos
- 1 cucharada de chía
- 1 cucharada de extracto de vainilla
- 3 cucharadas de leche de almendras
- Rebanadas de pan de grano entero o de granos germinados

ELABORACIÓN

1. Bate los ingredientes, remoja la rebanada de pan de un lado y otro.

2. Cocina en una sartén caliente con un poco de ghee derretido.

Acompaña con miel de abeja, nutella casera o cajeta de oveja

FÓRMULA Smoothie BOWL

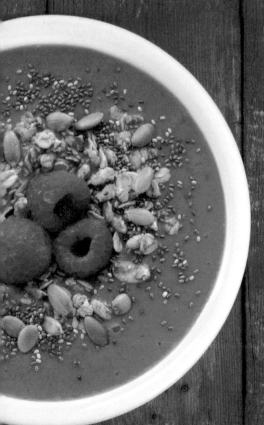

Fruta (congelada)
Idealmente de 1 tipo y cantidad

Base líquida
Leche vegetal

Hojas verdes
1 o 2, sin tallo

Endulzante natural
Dátiles, miel de abeja, stevia o miel de maple

Grasas buenas
Chía, linaza, almendras, nueces o coco

Proteína vegetal
Cáñamo, germinado, etcétera.

Licua una parte y decora con lo demás. Sirve y disfruta.

HOT CAKES
EN 3 MINUTOS

- Rinde 4 porciones -

Ingredientes:

⅓ de taza de harina de coco

3 plátanos maduros

4 huevos

1 cucharada de miel de abeja (opcional)

1 Licua todos los ingredientes.

2 Vierte un poco en una sartén caliente con ghee o aceite de coco.

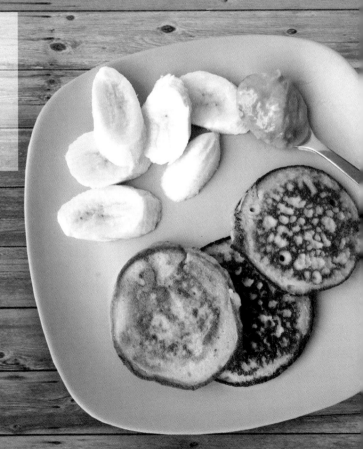

Desayuno *para llevar*

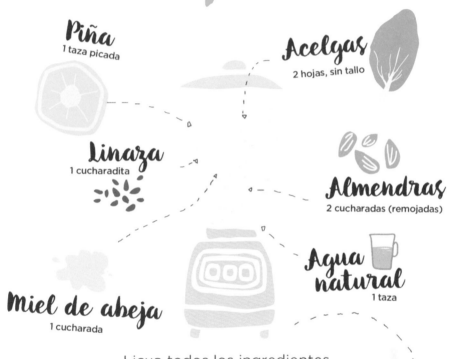

Piña
1 taza picada

Acelgas
2 hojas, sin tallo

Linaza
1 cucharadita

Almendras
2 cucharadas (remojadas)

Agua natural
1 taza

Miel de abeja
1 cucharada

Licua todos los ingredientes

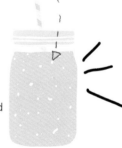

Beneficios:

- Es una fuente importante de fibra
- Tiene minerales para alcalinizarte
- Tiene vitaminas y enzimas para mejorar tu digestión y tu salud

Hot cakes
de chocolate

- 2 huevos
- 1 plátano maduro machacado
- ½ cucharadita de extracto de vainilla
- 1 cucharadita de azúcar mascabado
- ½ cucharadita de cacao en polvo

Preparación:

1

Machaca con un tenedor el plátano. Agrega la vainilla, el azúcar, el cacao y los huevos, y bate muy bien hasta que se incorpore.

2

Calienta una sartén antiadherente a fuego medio. Vierte 2 cucharadas de la mezcla (no los hagas más grandes porque vas a batallar al voltearlos). Déjalos cocinar 2 minutos de cada lado.

3

Termina con la mezcla restante y disfrútalos calientes.

PANQUECITOS
de huevo

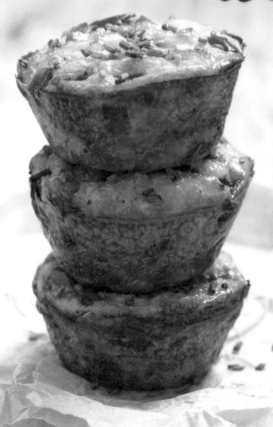

INGREDIENTES:

- 2 huevos
- ½ calabacita picada finamente
- ½ taza de espinacas picadas finamente
- ½ jitomate picado finamente
- ¼ de chayote picado finamente

PREPARACIÓN:

Bate los huevos, la sal y la pimienta con un tenedor. Agrega el resto de los ingredientes. Vierte la mezcla en el molde para panqués y hornéalos a temperatura media hasta que se esponjen.

Consejo:
Acompaña con cátsup casera.

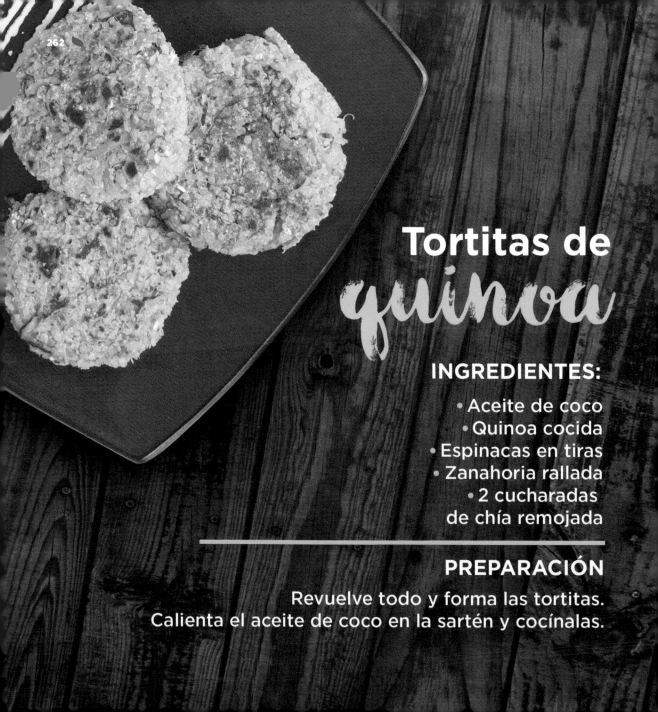

Tortitas de
quinoa

INGREDIENTES:

- Aceite de coco
- Quinoa cocida
- Espinacas en tiras
- Zanahoria rallada
- 2 cucharadas de chía remojada

PREPARACIÓN

Revuelve todo y forma las tortitas.
Calienta el aceite de coco en la sartén y cocínalas.

Smoothie bowl

Tropical

Ingredientes:

- 1 taza de fresas congeladas
- ½ taza de moras azules congeladas
- ⅔ de taza de leche vegetal
- 1 cucharada de proteína vegana sabor vainilla
- 1 cucharada de mantequilla de almendras
- Stevia, al gusto

Para decorar: Fresas, kiwi, moras azules y hojuelas de coco

1 taza de mango congelado + ½ taza de piña pelada y congelada + ⅔ de taza de leche vegetal + 1 cucharada de proteína de cáñamo

Para decorar: 2 fresas + ½ nectarina + ½ kiwi pelado + ½ cucharada de semillas de cáñamo + 1 cucharadita de coco deshidratado

Licua todos los ingredientes hasta incorporar y obtener la consistencia del helado. Sirve en un tazón, añade complementos y disfruta.

Licua todos los ingredientes hasta obtener una consistencia cremosa. Sirve en un tazón y decora.

Ensaladas

Buddha BOWL

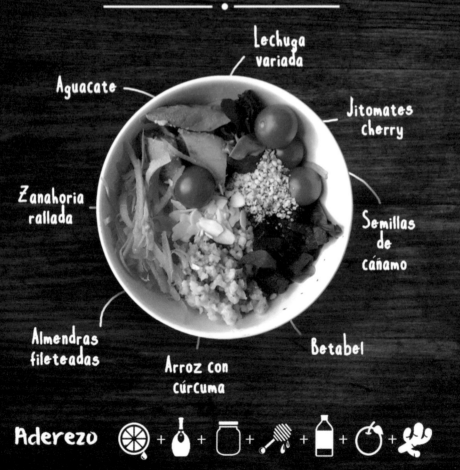

Lechuga variada

Aguacate

Jitomates cherry

Zanahoria rallada

Semillas de cáñamo

Almendras fileteadas

Arroz con cúrcuma

Betabel

Aderezo

Jugo de 1 limón + 1 cucharada de aceite de oliva + 1 cucharada de crema de cacahuate + 1 cucharadita de miel de abeja + 2 cucharadas de salsa tamari + 2 cucharadas de jugo de naranja + ½ cucharadita de jengibre machacado. Todo se licua y listo.

"QUE TU ALIMENTO

Ensalada depurativa

Ensalada relajante

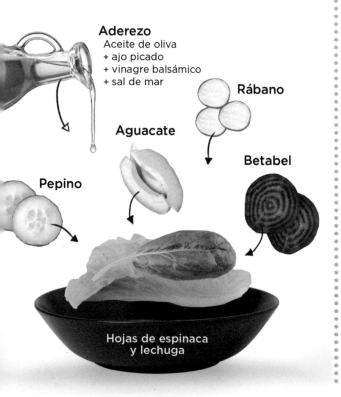

Aderezo
Aceite de oliva
+ ajo picado
+ vinagre balsámico
+ sal de mar

Rábano

Aguacate

Betabel

Pepino

Hojas de espinaca y lechuga

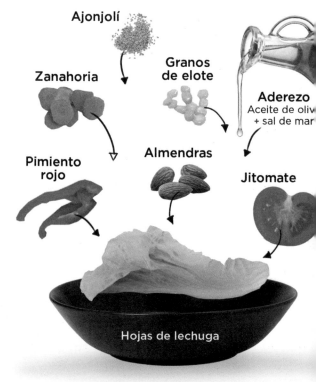

Ajonjolí

Zanahoria

Granos de elote

Aderezo
Aceite de oliv
+ sal de mar

Pimiento rojo

Almendras

Jitomate

Hojas de lechuga

SEA TU MEDICINA"

Hipócrates

Ensalada desintoxicante

Aderezo
Aceite de oliva
+ miel de abeja
+ mostaza
+ vinagre balsámico
+ sal de mar
+ pimienta

Zanahoria

Calabacita

Col morada

Betabel

Arándanos deshidratados

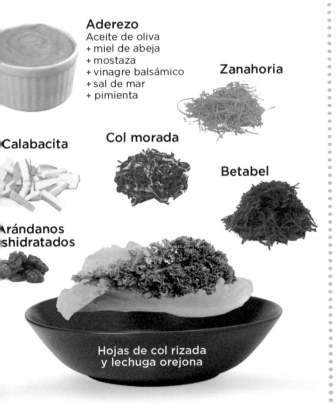

Hojas de col rizada y lechuga orejona

Ensalada antiinflamatoria

Aderezo
Aceite de oliva
+ ajo
+ mostaza
+ sal de mar
+ pimienta
+ limón

Brócoli

Pepino

Manzana

Nueces

Espárragos

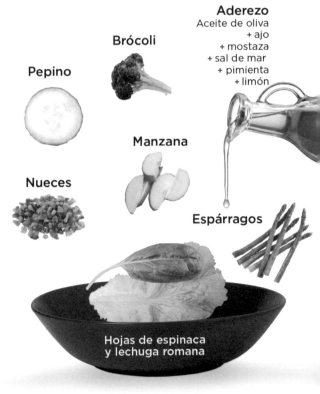

Hojas de espinaca y lechuga romana

"QUE TU ALIMENTO

Ensalada para descongestionar

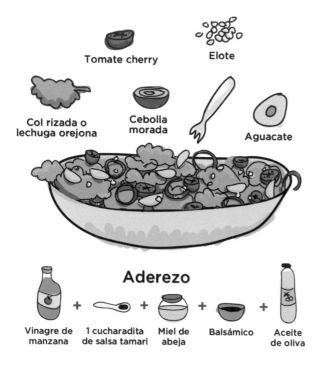

Tomate cherry

Elote

Col rizada o lechuga orejona

Cebolla morada

Aguacate

Aderezo

Vinagre de manzana + 1 cucharadita de salsa tamari + Miel de abeja + Balsámico + Aceite de oliva

Ensalada para depurar

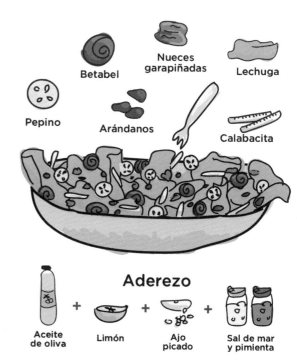

Betabel

Nueces garapiñadas

Lechuga

Pepino

Arándanos

Calabacita

Aderezo

Aceite de oliva + Limón + Ajo picado + Sal de mar y pimienta

SEA TU MEDICINA"

Hipócrates

Ensalada anticarcinógena

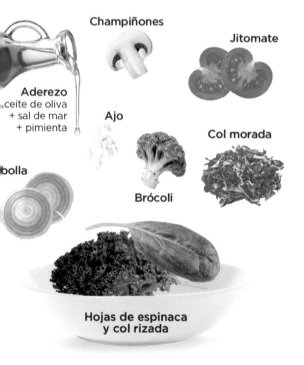

Champiñones

Jitomate

Aderezo
ceite de oliva
+ sal de mar
+ pimienta

Ajo

Col morada

bolla

Brócoli

**Hojas de espinaca
y col rizada**

Ensalada antioxidante

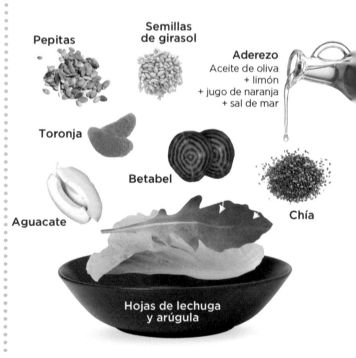

Pepitas

**Semillas
de girasol**

Aderezo
Aceite de oliva
+ limón
+ jugo de naranja
+ sal de mar

Toronja

Betabel

Chía

Aguacate

**Hojas de lechuga
y arúgula**

Comida

1

Jitomates cherry

Zanahoria rallada

Granos de elote

Aguacate picado

Espinaca

2

Espinacas

Almendras

Zanahoria

Fresas

Aderezo

½ taza de hojas de cilantro
+ 2 cucharadas de aceite de oliva
extra virgen + ¼ de aguacate
+ jugo de 1 limón
+ 4 cucharadas de agua
+ sal de mar al gusto

Licua todos
los ingredientes.

Aderezo

2 cucharadas de vinagre
balsámico + 1 cucharadita
de miel de abeja
+ 4 cucharadas de aceite de oliva
+ 1 cucharadita de mostaza Dijon
+ sal de mar al gusto

Mezcla los ingredientes.

rápida

4

 Germinado |  Nueces

 Lechuga | Coliflor | Zanahoria rallada

 Betabel |  Espinacas

3

 Betabel

 Nueces | Almendras

 Jitomates cherry

 Mango | Espinacas

Aderezo

2 cucharadas de aceite de oliva extra virgen + 1 cucharada de vinagre de manzana + sal de mar y pimienta al gusto

Mezcla todos los ingredientes.

Aderezo de cacahuate

2 cucharaditas de crema de cacahuate + 2 cucharadas de jugo de limón + 1 cucharadita de miel de abeja + 2 cucharadas de salsa tamari o aminoácidos de coco + 3 cucharadas de agua + chile de árbol al gusto + 2 cucharadas de aceite de oliva extra virgen

Licua todos los ingredientes.

Comida rapida

PARA LLEVAR

DESINTOXICANTE Y NATURAL

Aguacate

Germinado
de frijol

Fresas

Nueces

Quinoa

Jícama

Jitomates
cherry

Espinacas

Aderezo:
aceite de oliva
+ vinagre balsámico
+ sal de mar

En un recipiente de vidrio:

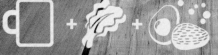

Agrega verduras y proteína vegetal. Ciérralo y llévatelo.

LUNES
sin carne

LUNES
SIN CARNE

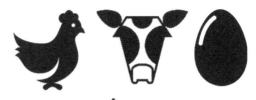

SÚMATE A LOS MILLONES QUE YA LO ESTAMOS HACIENDO

POR UN DÍA A LA SEMANA **PUEDES CUIDAR DE TI, DE LOS ANIMALES Y DEL PLANETA**

Se ocupa casi 50 veces más agua para producir 1 kilo de carne, y más de 10 para pollo y huevo, que para producir verduras.

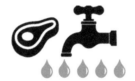
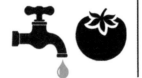

AL DEJAR LA PROTEÍNA ANIMAL 1 DÍA A LA SEMANA LOS IMPACTOS DE LOS GASES DE EFECTO INVERNADERO DISMINUYEN DE MANERA CONSIDERABLE.

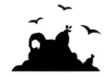

UNA INSTALACIÓN GRANDE DE PRODUCCIÓN ANIMAL PUEDE GENERAR TANTOS DESECHOS COMO UNA CIUDAD PEQUEÑA.

CADA SEGUNDO DE CADA MINUTO DE CADA DÍA, 59 ANIMALES SON SACRIFICADOS.

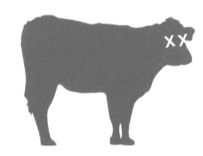

Si crees que no te hace daño la crueldad con la que vive el animal, estás equivocado. **Te comes su sufrimiento.** Somos energía, ¿recuerdas?

Las personas que **comen menos carne tienden** a pesar menos y gozar de mejor salud.

EL ALTO CONSUMO DE PROTEÍNA ANIMAL ACIDIFICA EL ORGANISMO, DESHIDRATA TU CUERPO Y TE ESTRIÑE.

AL REDUCIR EL CONSUMO DE ESTA PROTEÍNA POR UN DÍA A LA SEMANA REDUCES EL CONSUMO DE ADITIVOS TÓXICOS Y HORMONAS, VARÍAS LOS NUTRIENTES Y TE LLENAS DE FIBRA Y ANTIOXIDANTES.

EL ALIMENTO DE ESOS ANIMALES (QUE TE VAS A COMER) PODRÍA SER COMIDA DE PERSONAS QUE PASAN HAMBRE EN EL MUNDO.

EL LUNES SIN CARNE ES FÁCIL, RICO, SALUDABLE, PRÁCTICO Y ACCESIBLE

SI ES BUENO PARA TODOS, ¿POR QUÉ NO LO HARÍAS?

CHAMPIÑONES
· ENCEBOLLADOS ·
para tu LUNES
— SIN CARNE —

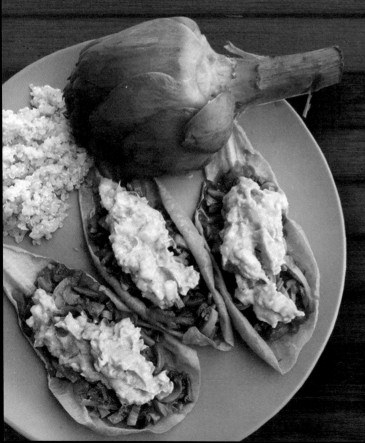

INGREDIENTES:

- 750 gramos de champiñones crudos, picados finamente
- 1 cebolla grande, picada en rojadas
- 1 diente de ajo
- ⅓ de taza de salsa soya orgánica o tamari
- 1 cucharadita de aceite de coco

PREPARACIÓN:

En una sartén caliente, agrega el aceite, el ajo y la cebolla. Deja caramelizar la cebolla, hasta que se vea transparente. Agrega los champiñones y deja que se integren durante 4 minutos con la sartén tapada.

Agrega la salsa tamari y cocina 5 minutos más.

Sirve en tacos de tortillas de maíz, lechuga o tostadas. Acompaña con guacamole y quinoa.

TOSTADAS DE
CUITLACOCHE
enchipotlado

INGREDIENTES:

- 350 gramos de cuitlacoche
- 1 taza de salsa de tomate casera
- ½ diente de ajo picado finamente
- 1 cucharada de aceite de coco

En una sartén, agrega 1 cucharada de aceite de coco y fríe el ajo. Agrega el cuitlacoche y deja que se cocine 5 minutos.

Agrega la salsa y deja que se integre durante 8 minutos. Sirve con tostadas y pico de gallo al gusto.

¡LISTO!

SALSA DE TOMATE:

- 4 jitomates grandes
- ½ diente de ajo
- ½ cebolla
- Sal de mar, al gusto

Asa los ingredientes en una sartén y licua. Agrega a la licuadora 2 cucharadas de nueces de la India remojadas y 1 chile chipotle.

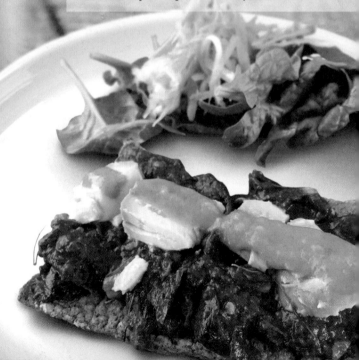

Ceviche de *frijol*

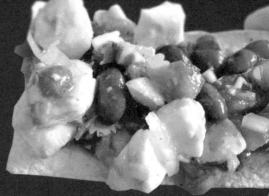

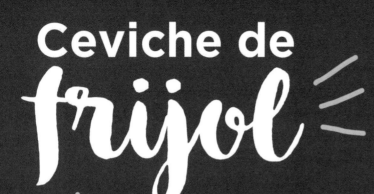

● **Ingredientes:**

1 taza de frijoles negros, cocidos y escurridos

Cilantro picado, al gusto

Cebolla picada finamente, al gusto

1 chile serrano picado finamente

1 jitomate picado finamente

1 aguacate picado en cubos

● **Marinada:**

Jugo de 1 naranja

Jugo de 1 limón

1 cucharada de salsa tamari

2 cucharadas de aceite de oliva

● Incorpora todos los ingredientes y refrigera durante 2 horas.

Menú del día

TOSTADAS DE COL

- guisada -

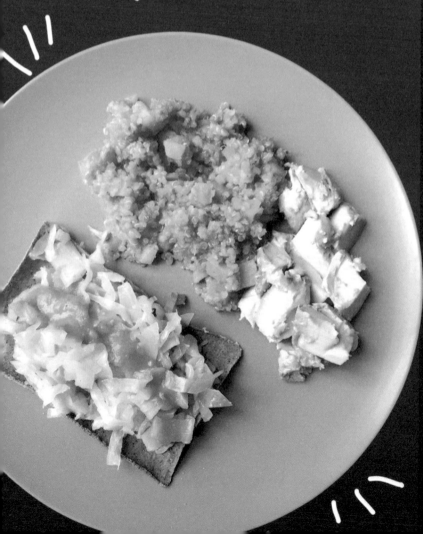

Ingredientes:

- 1 cucharada de aceite de coco
- 1 diente de ajo picado finamente
- ¼ de cebolla picado finamente
- 2 jitomates medianos, picados finamente
- 1 chile serrano rebanado finamente
- ½ cabeza de col picada

Preparación:

Mezcla todos los ingredientes, menos la col, en una sartén y cocínalos durante 10 minutos. Agrega la col, sazona con sal de mar y tapa la sartén. Cocina durante 3 minutos, revuelve y déjalo 5 minutos más. La col debe quedar crujiente, no muy suave.

¡Sirve en tostadas y acompaña con una rica salsa picante!

TAQUITOS
al vapor
hechos en casa

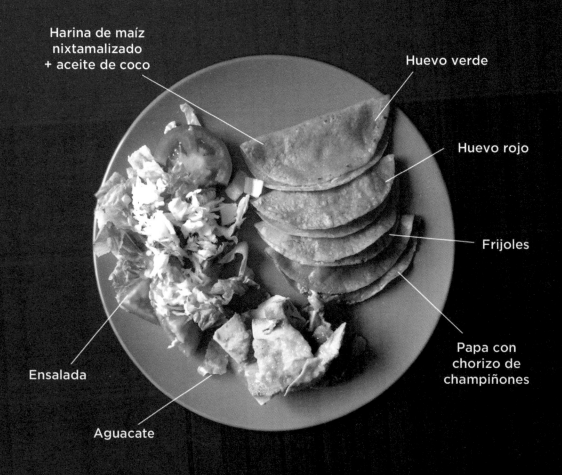

Harina de maíz nixtamalizado + aceite de coco

Huevo verde

Huevo rojo

Frijoles

Papa con chorizo de champiñones

Ensalada

Aguacate

Ceviche de
betabel

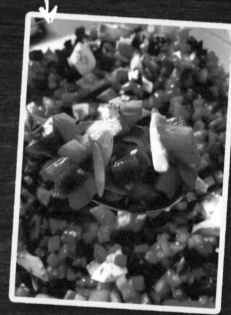

- 1 zanahoria cruda, picada finamente
- ¼ de jícama cruda, picada finamente
- 3 cucharadas de almendras fileteadas
- 3 cucharadas de ajonjolí
- 1 betabel cocido y picado en cubos
- 1 aguacate picado

Marinada

- Jugo de 1 naranja
- 2 cucharadas de salsa de soya orgánica o tamari
- Jugo de 1 limón
- Sal de mar, al gusto

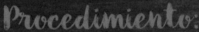

Procedimiento:

1 Integra todos los ingredientes.

2 Agrega la marinada.

3 Refrigera durante 2 horas
para integrar sabores y enfriar.

**Acompaña con tostadas
horneadas u hojas de
lechuga para tacos "light"**

NUGGETS VEGANOS

en 10 minutos

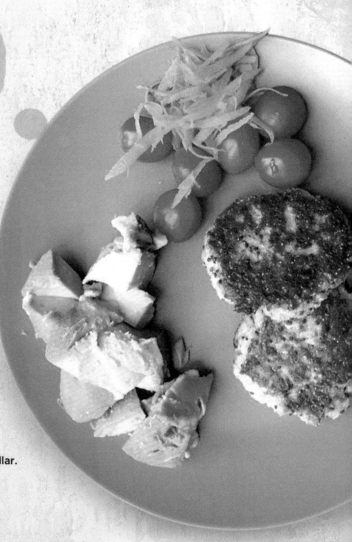

INGREDIENTES

- 1 taza de granos de elote, cocidos
- 1 cucharada de chía seca + 1 cucharada
  o 2 de agua (para hidratarla durante 5 minutos)
- 2 cucharadas de harina de amaranto
- 1 cucharada de aceite de coco

PREPARACIÓN

- Mezcla todos los ingredientes, excepto
  el aceite de coco, en un procesador de alimentos.
- Muele hasta que quede una mezcla pegajosa
  e integrada.
- Forma bolitas y aplástalas
  para que parezcan nuggets.
- Reserva. En una sartén, calienta el aceite de coco
  y fríe los nuggets uno por uno de cada lado para sellar.

¡Disfruta!

CHAMPIÑONES
a la vizcaína

Ingredientes:

- 700 gramos de champiñones
- 2 jitomates pelados y licuados
- 1 cucharada de aceite de oliva
- 1 diente de ajo pelado
- ¼ de cebolla
- ¼ de pimiento morrón asado y pelado
- ¼ de taza de aceitunas deshuesadas
- 2 papas cambray cocidas, picadas en cubos
- Almendras fileteadas, al gusto
- Chile güero asado, cortado en rajas
- Sal de mar, al gusto

Preparación:

 En una sartén agrega el aceite, la cebolla y el ajo. Sofríe durante 2 minutos.

 Agrega el jitomate y déjalo cocinar a fuego bajo durante 5 minutos.

 Agrega los demás ingredientes e integra todo entre 10 y 15 minutos con la sartén tapada.

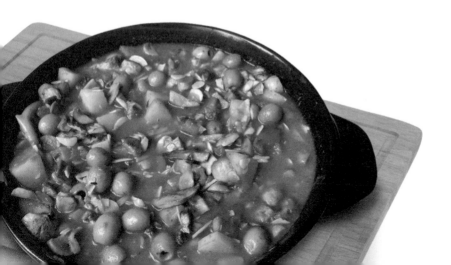

Ceviche de palmito

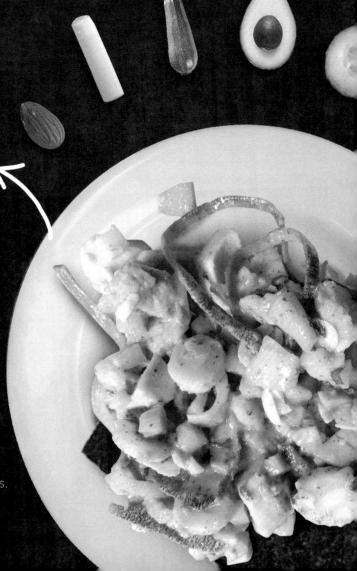

→ **Ingredientes:**
- 15 trozos medianos de palmito
- 1 calabacita cruda, sin pelar, cortada en julianas
- 1 aguacate picado en cubos
- ⅓ de taza de almendras fileteadas
- ½ pepino picado finamente

→ **Marinada:**
- 1 puñado de cilantro
- ½ taza de aceite de oliva
- 2 chiles serranos
- Jugo de 3 limones
- ½ cucharadita de sal de mar

→ **Preparación:**
- Sirve todos los ingredientes del ceviche en un recipiente de vidrio profundo.
- Licua todos los ingredientes de la marinada y viértela sobre el ceviche. Refrigera durante 2 horas. Sirve con algas marinas o tostadas.

Taquitos de NUEZ

Ingredientes:

- 2 cucharadas de aceite de oliva
- 1 taza de nueces picadas finamente
- 3 cucharadas de cebolla picada finamente
- ½ cucharadita de chipotle en polvo
- Sal de mar, al gusto
- 1 cucharadita de sazonador vegetal

Pico de gallo:

- Cebolla picada
- Jitomate picado
- Chile serrano picado
- Cilantro picado
- Sal de mar, al gusto

Preparación:

Para el pico de gallo: mezcla todos los ingredientes en un tazón y reserva.

En una sartén, calienta el aceite a fuego medio. Agrega la cebolla y sancóchala durante 2 minutos. Incorpora las nueces, el chipotle, la sal y el sazonador, y déjalas que se doren hasta que queden crujientes. Sirve al gusto con el pico de gallo.

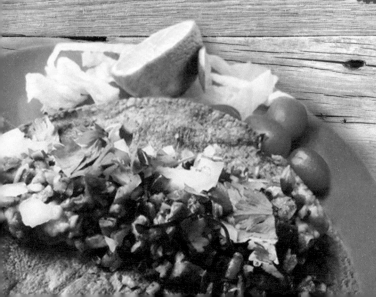

Flautas
vegetarianas

INGREDIENTES:

Tortillas de maíz nixtamalizado · Zanahoria · Espinacas · Aceite de coco

PREPARACIÓN:

En una sartén derrite un poco de aceite de coco, agrega la zanahoria y las espinacas, y espera hasta que se suavicen. Agrega un poco del relleno en cada tortilla, enróllalas y sujétalas con un palillo de dientes para que no se desenrollen.

Calienta aceite de coco en una sartén a fuego medio, agrega las flautas y cocínalas por ambos lados hasta que se hayan dorado.

PUEDES SERVIR CON:

- Betabel al vapor con páprika
- Ensalada (lechuga, jitomate, aguacate y ajonjolí negro)

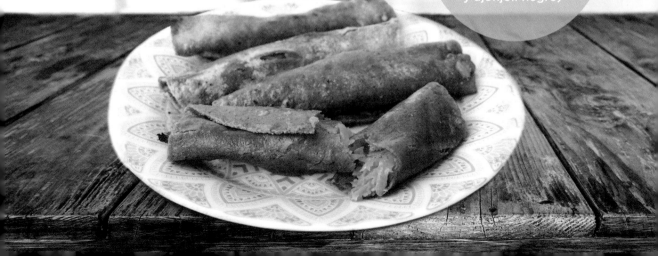

Postres

Pastel de crema
de plátano
•VEGANO•

 3 tazas de nueces (previo remojo de 1 noche)

 2 tazas de dátiles (sin hueso)

 1 cucharadita de extracto de vainilla

 1 pizca de sal de mar

2 Coloca la pasta en un recipiente, cubriendo todo el fondo. Refrigera durante 30 minutos.

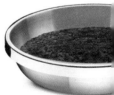

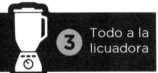 **1** Todo al procesador de alimentos hasta formar una pasta

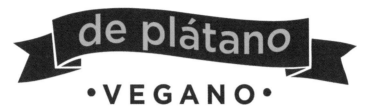

3 Todo a la licuadora

 1 taza de puré de plátano

 ⅔ de taza de nueces de la India (previo remojo de 1 noche)

 ⅓ de taza de miel de maple

 ⅓ de taza de aceite de coco

 1 cucharadita de extracto de vainilla

 2 cucharaditas de jugo de limón

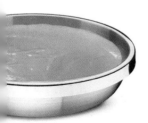

4 Vierte la mezcla en el recipiente. Refrigéralo durante 6 horas. Puedes decorar con rebanadas de plátano y nueces.

FRESAS
-con-
CREMA
de coco

CREMA DE
COCO
DERRETIDA

FRESAS
CONGELADAS

- LICUA UNAS POCAS FRESAS CON AGUA + TU ENDULZANTE NATURAL FAVORITO (MIEL DE ABEJA, STEVIA O MASCABADO)

- AGREGA UN POCO A LA MEZCLA

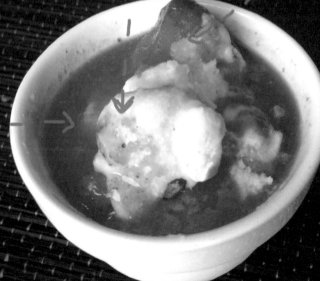

AL CONGELADOR Y ¡LISTO!

PALETAS DE CACAO,
coco y azúcar mascabado

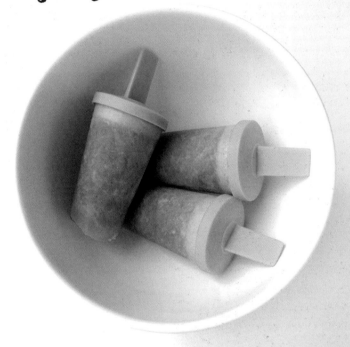

Ingredientes:

3 cucharadas de crema de coco
1½ cucharadas de cacao en polvo
3 cucharadas de azúcar mascabado
1 taza de agua o más, al gusto

Procedimiento:

Licua todo, viértelo en
los moldes y guárdalos
en el congelador.

Opcional y delicioso:

Puedes agregar coco deshidratado y dátiles picados, pero no se licuan con lo demás,
sólo se agregan al final en los moldes para darle consistencia al morder.

Chocolates
caseros

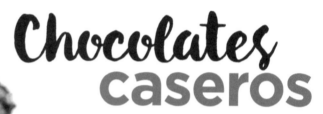

Ingredientes:

¾ de taza de manteca de cacao
2 cucharadas de cacao en polvo
Azúcar mascabado, al gusto

Preparación:

- Derrite la manteca de cacao a baño maría, agrega el cacao en polvo y mezcla muy bien. Por último agrega el azúcar mascabado.
- Vacía la mezcla en moldes y espera a que se enfríen.

Consejo: Puedes decorar con semillas o frutos secos.

ADEREZOS Y
complementos

Mayonesa vegana de *almendras*

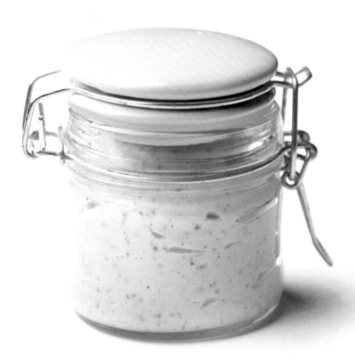

Ingredientes:

- 1 taza de aceite de oliva extra virgen
- ½ taza de almendras (previo remojo, sin cáscara)
- ½ taza de agua
- 1 diente de ajo grande
- 1 cucharada de levadura nutricional
- 1 cucharada de sal de mar
- 1 pizca de pimienta
- jugo de ½ limón

Preparación:

Licua a velocidad media las almendras, el agua y poco a poco vierte el aceite de oliva hasta haber integrado la mitad de la cantidad total. Agrega el resto de los ingredientes, licua a velocidad alta e integra el resto del aceite de oliva. Sazona con sal y pimienta.

Puré de coliflor

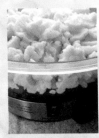
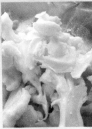
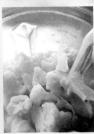

Coloca 1 cabeza de coliflor en una vaporera hasta que esté cocida

Licua
1 cucharada de ghee
+ sal de mar + 1 cucharadita de sazonador vegetal
+ 1 taza de leche vegetal
+ 1 cucharada de chía

Integra a fuego bajo durante 4 minutos

¿No tienes tiempo de cocinar?

MIRA TODO LO QUE PUEDES HACER CON UNA

SALSA DE TOMATE
en 10 minutos

Recetas rápidas y saludables cuando ya tienes salsa de tomate casera preparada

CHILAQUILES

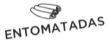
ENTOMATADAS

PASTA

PIZZADILLAS

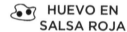
HUEVO EN
SALSA ROJA

VERDURAS
EN SALSA
DE TOMATE

SOPA DE
VERDURAS

PAPAS EN
SALSA
DE TOMATE

Receta rápida:

INGREDIENTES:
6 jitomates medianos, picados
  en cuartos
¼ de cebolla rebanada en rodajas
½ diente de ajo picado finamente
1 cucharada de aceite de coco
  derretido
1 pizca de sal de mar, o al gusto

PREPARACIÓN:
En una olla pequeña, calienta el aceite de
coco, el ajo y la cebolla. Después de un par
de minutos, agrega los jitomates y deja la
olla tapada a fuego medio. Revuelve de vez
en cuando. Después de 15 o 20 minutos,
cuando veas que los jitomates están casi
como puré, licua hasta obtener una mezcla
tersa. Regresa la salsa licuada a la olla
durante 4 minutos. Sazona con sal de mar
al gusto.

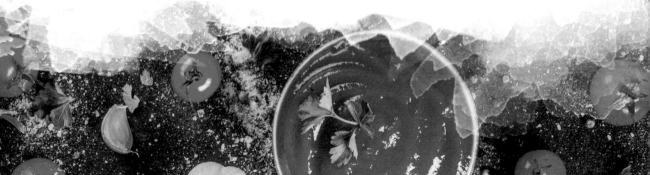

TORTILLAS
• altas en •
FIBRA Y
PROTEÍNA VEGETAL

Semillas
de cáñamo
(2 cucharadas)

Espinacas
(1 taza, crudas
y picadas)

Chía
(2 cucharadas)

Sal de
mar
(al gusto)

Aceite de
coco
(1 cucharadita)

Masa de maíz
nixtamalizado
(2 tazas)

Amasa todo junto y da forma en la tortillera.
Lleva a la sartén caliente y disfruta con tu guiso favorito

Prepara en casa
CHUCRUT

FUENTE DE PROBIÓTICOS NATURALES

Ingredientes

1 col
rallada

2 cucharadas
de sal de mar

¼ de cebolla
morada

Preparación

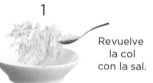

1

Revuelve
la col
con la sal.

2

Guárdala en un
frasco de vidrio.

3

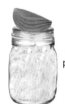

Coloca la
cebolla en la
parte superior
del frasco.

4

Cubre el frasco con una servilleta
de papel y cierra con una liga.
Coloca el frasco en un lugar fresco
y oscuro entre 2 y 4 semanas.

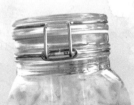

5 Retira la servilleta y
cierra el frasco.

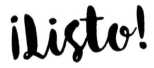

¡Listo!

Queso de ▶
ALMENDRAS

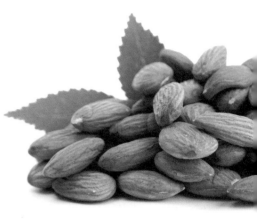

Para preparar el queso debes preparar primero la leche, pero sin endulzar.

INGREDIENTES PARA LA LECHE

 +

1 taza de almendras

6 tazas de agua

PREPARACIÓN

Remoja las almendras en 3 tazas de agua y tira el agua de remojo.

Licua las almendras con 3 tazas de agua.

Cuela y reserva la leche y el subproducto.

INGREDIENTES PARA EL QUESO

Subproducto de leche

Cilantro

Cebollín

Aceite de oliva

Vinagre de manzana

Sal de mar

PREPARACIÓN

Paso 1

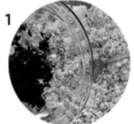

Mezcla todos los ingredientes en un refractario.

Paso 2

Hornéalo durante 20 o 30 minutos apróximadamente, a temperatura media.

Miel de
DÁTIL

INGREDIENTES:

- 1 taza de dátiles deshidratados y sin hueso
- 1½ tazas de agua

PROCEDIMIENTO:

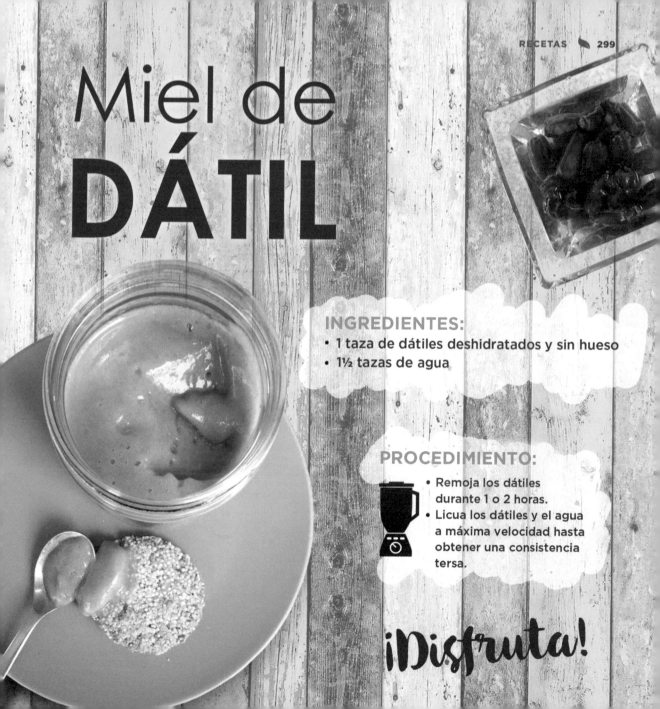

- Remoja los dátiles durante 1 o 2 horas.
- Licua los dátiles y el agua a máxima velocidad hasta obtener una consistencia tersa.

¡Disfruta!

Mermelada de
ZARZAMORA

INGREDIENTES:
1½ tazas de zarzamoras congeladas o frescas
3 cucharadas de azúcar mascabado
1 cucharada de chía seca

Agrega las zarzamoras a una sartén a fuego bajo.

Mezcla constantemente con una palita de madera para que las zarzamoras comiencen a soltar su jugo.

Con un machacador de frijoles, tritura las zarzamoras en la sartén.

Agrega el azúcar y la chía.

Mezcla constantemente hasta conseguir la consistencia deseada.

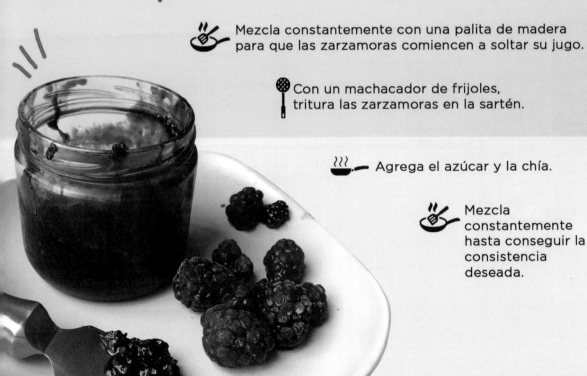

MERMELADA CASERA
en 5 minutos

🥣 Ingredientes:

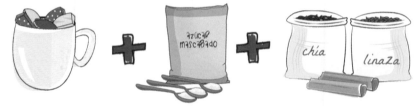

Fruta que elijas, picada

Azúcar mascabado, al gusto

Canela, chía y linaza (extras opcionales)

📖 Preparación:

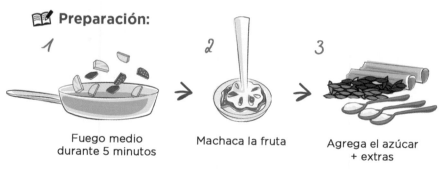

1 Fuego medio durante 5 minutos

2 Machaca la fruta

3 Agrega el azúcar + extras

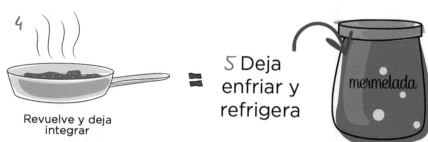

4 Revuelve y deja integrar

5 Deja enfriar y refrigera

mermelada